Community Nursing in Österreich

Gesundheit Österreich GmbH
Hrsg.

Community Nursing in Österreich

Grundlagen und Methoden für die gemeindenahe Pflege

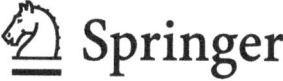 Springer

Hrsg.
Gesundheit Österreich GmbH
Gesundheitsberufe und Langzeitpflege
Gesundheit Österreich GmbH
Wien, Österreich

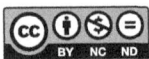

ISBN 978-3-662-71837-7   ISBN 978-3-662-71838-4 (eBook)
https://doi.org/10.1007/978-3-662-71838-4

Die Deutsche Nationalbibliothek verzeichnet diese Publikation in der Deutschen Nationalbibliografie;
detaillierte bibliografische Daten sind im Internet über https://portal.dnb.de abrufbar.

© Gesundheit Österreich GmbH 2025

Dieses Buch ist eine Open-Access-Publikation.

Planung/Lektorat: Renate Eichhorn
Springer ist ein Imprint der eingetragenen Gesellschaft Springer-Verlag GmbH, DE und ist ein Teil von
Springer Nature.
Die Anschrift der Gesellschaft ist: Heidelberger Platz 3, 14197 Berlin, Germany

Wenn Sie dieses Produkt entsorgen, geben Sie das Papier bitte zum Recycling.

Danksagung

Wir möchten uns herzlich bei allen Beteiligten für ihre Pionierarbeit bedanken. Ihre Anstrengungen haben nicht nur das Gesundheitssystem entlastet, sondern auch die Zufriedenheit der Bevölkerung gesteigert. Danke an alle Community Nurses und Projektleitungen in der Pilotphase 2022–2024 sowie allen weiteren Beteiligten, deren Engagement dieses Werk erst ermöglicht hat.

Wir bedanken uns bei allen Autorinnen und Autoren, die sich die Zeit genommen haben, diese Beiträge neben ihrem Arbeitsalltag eigens hierfür zu verfassen. Auch bei dem gesamten Team und den Mitwirkenden der Gesundheit Österreich GmbH möchten wir uns bedanken.

Das Team der Koordinierungsstelle Community Nursing an der GÖG

Linda Eberle, Elisabeth Rappold, Alice Edtmayer, Anita Sackl, Lisa Katharina Mayr, Aida Kerschbaum

Wien, im April 2025

Einleitung

Mit der ersten Auflage dieses Buchs möchten wir einen Grundstein legen, um fachliche Ansätze, Methoden und Grundlagen im Bereich Community Nursing sichtbar zu machen.

Die Pilotphase des Projekts Community Nursing hat gezeigt, dass Prävention und an Public Health orientierte gemeindenahe Pflege wesentliche Bausteine sind, um Pflegebedürftigkeit hinauszuzögern und die Lebensqualität zu verbessern. Ansätze wie Community Nursing geben Anlass zu Optimismus, dass mit innovativen und präventiven Ansätzen den Herausforderungen des demografischen Wandels begegnet werden kann. Dieses Buch dokumentiert, wie Community Nursing während der Pilotphase die Versorgungslandschaft in Österreich geprägt hat, und zeigt Perspektiven für die Weiterentwicklung auf.

Es gab mehrere Gründe und Anlässe, die uns dazu bewogen, dieses Buch herauszugeben. Zum einen möchten wir die Pionierarbeit der Community Nurses sichtbar machen. Sie haben in einem neuen und herausfordernden Feld bewiesen, dass innovative Ansätze nicht nur realisierbar, sondern auch nachhaltig wirksam sein können. Zum anderen gibt es zahlreiche regionale Prozesse und Initiativen, die vor dem Hintergrund lokaler Gegebenheiten versuchen, Community Nursing umzusetzen, oder auch andere Konzepte und Ansätze, die ähnliche Ziele verfolgen. Diese Ansätze sind oft wenig miteinander vernetzt. Mit diesem Buch möchten wir ein stärkeres gegenseitiges Verständnis fördern und eine Diskussionsgrundlage bieten, anhand der Konzepte zusammengeführt oder auch differenziert werden können. Letztlich geht es uns darum, das Gemeinsame verwandter Konzepte zu verstehen und dadurch ein Miteinander zu ermöglichen, um schließlich langfristig ein tragfähiges mehrstufiges Modell von Community Care in Österreich zu etablieren. Dazu braucht es viele verschiedene Ansätze sowie Akteurinnen und Akteure, die dazu beitragen. Miteinander.

Das Buch beschreibt die theoretischen Grundlagen, Methoden und Strukturen von Community Nursing und setzt diese in einen umfassenden Kontext, der Public Health, Gesundheitsförderung und pflegerische Ansätze einbezieht. Die Kapitel basieren auf Beiträgen von Autorinnen und Autoren, die unterschiedliche Erfahrungen und Blickwinkel einbringen. Die Beiträge wurden fachlich aufbereitet, um interessierten Leserinnen und Lesern einen grundlegenden Einblick in die Ansätze von Community Nursing zu geben. Ziel ist, auch im deutschsprachigen Raum zur Verbreitung und Weiterentwicklung dieses Themenfelds beizutragen.

Die Kapitel des Buchs decken ein breites Themenspektrum ab. Es zeigt, wie Gesundheits- und Krankenpflege lokal eingesetzt werden können, um präventiv und nachhaltig zur Gesundheit der Bevölkerung beizutragen. Mit einem Fokus auf die Verbindung von Theorie und Praxis beschreibt es internationale Modelle und Praxisbeispiele, die neue Standards setzen. Ein besonderer Schwerpunkt liegt auf der Förderung der Selbstständigkeit und Gesundheitskompetenz älterer Menschen sowie auf Lösungen zur Entwicklung von klimaresilienten Gemeinden.

Folgende Kapitelstruktur erwartet Sie:

- Kap. 1 und 2: Die theoretische Fundierung und internationale Modelle zeigen, wie Community Nursing in unterschiedlichen Kontexten umgesetzt werden kann.
- Kap. 3: Der Fokus liegt auf der Zielgruppe gebrechlicher Menschen (Frailty), ihrer Prävalenz und auf möglichen Maßnahmen.
- Kap. 4 und 5: Die Rolle der Gemeinde als soziales Netzwerk wird ebenso beleuchtet wie gesundheitsfördernde und präventive Ansätze im kommunalen Setting.
- Kap. 6: Die Bedeutung interprofessioneller Zusammenarbeit wird aufgezeigt.
- Kap. 7: Der Pflegeprozess wird als methodische Grundlage des Community Nursing dargestellt.
- Kap. 8 und 9: Resilienz über die Lebensspanne und gegenüber den Auswirkungen des Klimawandels auf das Gesundheitssystem eröffnen zukunftsorientierte Perspektiven.

Die Notwendigkeit dieser Publikation ergibt sich aus mehreren Faktoren: Es gibt nach wie vor Unsicherheiten und Missverständnisse diesbezüglich, was Community Nursing leisten kann und soll. Dieses Buch soll Klarheit schaffen, fundiertes Wissen vermitteln und dazu beitragen, Missverständnisse auszuräumen. Ziel ist nicht, andere Initiativen zu bewerten oder zu verdrängen, sondern Synergien zu schaffen und Versorgungslücken zu schließen. Wir müssen weiterhin gemeinsam daran arbeiten, innovative Lösungen zu finden und umzusetzen.

Lassen Sie uns in Österreich gemeinsam die nächsten Schritte gehen, um Community Nursing weiterzuentwickeln sowie die gesundheitliche und pflegerische Vorsorge und Versorgung in Österreich nachhaltig zu stärken und resilienter werden zu lassen.

Inhaltsverzeichnis

Autorenverzeichnis

Autorinnen und Autoren

Karl Dieter Brückner, Großweikersdorf, Österreich

Katharina Brugger Gesundheit Österreich GmbH, Wien, Österreich

Thomas Diller, Salzburg, Österreich

Linda Eberle Gesundheit Österreich GmbH, Wien, Österreich

Alice Edtmayer Gesundheit Österreich GmbH, Wien, Österreich

Edith Flaschberger Gesundheit Österreich GmbH, Wien, Österreich

Robert Griebler Gesundheit Österreich GmbH, Wien, Österreich

Lisa Gugglberger Gesundheit Österreich GmbH, Wien, Österreich

Aida Kerschbaum Gesundheit Österreich GmbH, Wien, Österreich

Petra Kozisnik, Oberndorf, Österreich

Christina Lampl Gesundheit Österreich GmbH, Wien, Österreich

Gerlinde Malli Styria Vitals, Graz, Österreich

Günther Marchner consalis, Salzburg, Österreich

Lisa Katharina Mayer Gesundheit Österreich GmbH, Wien, Österreich

Petra Plunger Gesundheit Österreich GmbH, Wien, Österreich

Elisabeth Rappold Gesundheit Österreich GmbH, Wien, Österreich

Daniela Rojatz Gesundheit Österreich GmbH, Wien, Österreich

Franziska Rumpf Magistrat Wien, MA 15, Wien, Österreich

Anita Sackl Gesundheit Österreich GmbH, Wien, Österreich

Christoph Schmotzer Gesundheit Österreich GmbH, Wien, Österreich

Denise Schütze Gesundheit Österreich GmbH, Wien, Österreich

Christa Straßmayr Gesundheit Österreich GmbH, Wien, Österreich

Marion Weigl Gesundheit Österreich GmbH, Wien, Österreich

Sandra Ecker Gesundheit Österreich GmbH, Wien, Österreich

Theresia Unger Gesundheit Österreich GmbH, Wien, Österreich

Lydia Fenz Gesundheit Österreich GmbH, Wien, Österreich

Projektassistenz[1]

Christiane Fabichler Gesundheit Österreich GmbH, Wien, Österreich

Alexandra Mayerhofer Gesundheit Österreich GmbH, Wien, Österreich

[1] Dieser Bericht trägt zur Umsetzung der Agenda 2030 bei, insbesondere zum Nachhaltigkeitsziel (SDG) 3 „Gesundheit und Wohlergehen".

Abkürzungen

ANP	Advanced Nursing Practice
AEDLs	Aktivitäten und existenzielle Erfahrungen des Lebens
APCC	Austrian Panel on Climate Change
bspw.	beispielsweise
CHN	Community Health Nurse
CN	Community Nurse
DGKP	diplomierte Gesundheits- und Krankenpflegeperson
DICO	Deutsches Institut für Community Organizing
FCHN	Family and Community Health Nursing
FOCO	Forum Community Organizing e. V.
GDL	Gesundheitsdienstleister
GGI	Gute Gesundheitsinformation
GNPHN	General Network of Public Health Nursing
HLS-PROF	Health Literacy Survey – Professional (Professionelle Gesundheitskompetenz bei ausgewählten Gesundheitsprofessionen/-berufen)
ICCHNR	International Collaboration for Community Health Nursing Research
ICN	International Council of Nurses
ICOPE	Integrated Care for Older People
IPEC	International Pharmaceutical Excipients Council Europe
IPZ	interprofessionelle Zusammenarbeit
MAPPinfo	Mapping Quality of Health Information
MTD	gehobene medizinisch-therapeutisch-diagnostische Gesundheitsberufe
ÖPGK	Österreichische Plattform für Gesundheitskompetenz
PHIW	Public Health Intervention Wheel
PHN	Public Health Nurse
u. a.	unter anderem
u. v. m.	und viele mehr
vgl.	vergleiche
WHO	World Health Organization
z. B.	zum Beispiel

Abbildungsverzeichnis

Tabellenverzeichnis

Theoretische Fundierung von Community Health Nursing

Elisabeth Rappold

Zusammenfassung

Als Basis für die inhaltliche Ausgestaltung der Pilotierung des Projekts Community Nursing in Österreich wurde auf internationale Konzepte aus dem Bereich Public Health zurückgriffen. Der folgende Abschnitt setzt sich mit diesen internationalen Konzepten auseinander.

Begriffsklärung und Einbettung in bestehende Konzepte

Community Health Nurses (CHNs) sind in vielen Ländern ein wesentlicher Bestandteil der pflegerischen Angebote in der Primärversorgung. Sie basieren auf dem Modell des „Family and Community Health Nursing" (FCHN) der WHO (2000, 2017) und bieten, je nach Land, eine abgestufte Versorgung, die sich an den lokalen und regionalen Bedürfnissen orientiert. Das von der WHO konzipierte Modell der Familien- und Gemeindegesundheitspflege (FCHN) zielt darauf ab, den sich ändernden Gesundheitsbedürfnissen der Bevölkerung gerecht zu werden. Das Aufgabenportfolio der CHNs variiert entsprechend den spezifischen Anforderungen der Bevölkerung, was eine flexible Anpassung ermöglicht.

Die *International Collaboration for Community Health Nursing Research* (ICCHNR) hat ein sehr breites Verständnis von Community Health Nursing: „ICCHNR recognises that the term ‚community health nursing' covers many specialties and roles in different countries across the globe. […] Thus, our definition of community health nursing includes any nursing role in clinical practice, education, research or management that falls outside of the hospital and focuses on individuals, families, carers and

E. Rappold (✉)
Gesundheit Österreich GmbH, Wien, Österreich
E-Mail: elisabeth.rappold@goeg.at

© Der/die Autor(en) 2025
Community Nursing in Österreich, https://doi.org/10.1007/978-3-662-71838-4_1

communities in the context of their daily lives."[1] Nach der WHO sind es: „Nurses providing community health services […] in disease and injury prevention, disability alleviation and health promotion, as well as managing and providing care and follow-up across a broad range of settings." (WHO 2017, S. 5). Demnach ist Community Nursing an sich und daher auch CHN ein vielschichtiges Konzept und bedarf der Aushandlung im jeweiligen Anwendungsbereich (bzw. Land). Wobei im selben Dokument der WHO darauf hingewiesen wird, dass „the terms ‚public health nursing' and ‚community health nursing' are used interchangeably" (WHO 2017, S. 5).

Zielgruppen von CHN

Die Arbeit von CHNs kann die Versorgung von **chronisch kranken Menschen** verbessern (Iversen et al. 2023), vor allem vor dem Hintergrund, dass CHNs einen ganzheitlichen, präventiven Ansatz der Gesundheitsversorgung auf Gemeinschaftsebene verfolgen. Community Health Nurses konzentrieren sich auf die Gesundheit der Bevölkerung, führen Bewertungen durch, planen Programme, setzen diese um und evaluieren sie (Scheydt und Hegedüs 2023). Community Health Nursing spielt eine wichtige Rolle im globalen Gesundheitswesen, indem es **präventive Pflege, Gesundheitsförderung und Unterstützung für alle Altersgruppen** bietet (Kendall et al. 2024). Die Weltgesundheitsorganisation betont die Bedeutung von Pflegekräften in der Gemeinschafts- und öffentlichen Gesundheitsversorgung und erkennt ihre vielfältigen Kompetenzen und Interventionen an, die der Gesundheit der Bevölkerung zugutekommen (Cunha et al. 2020). Die aktuellen Anwendungen des FCHN zeigen jedoch eine teilweise Einhaltung des ursprünglichen Rahmens, wobei der Schwerpunkt hauptsächlich auf **kranken Individuen und ihren Familien** liegt und Aktivitäten zur Prävention und die Gesundheitsbedürfnisse der gesamten Bevölkerung vernachlässigt werden. Um sich an globale Gesundheitsperspektiven anzupassen, sollte Community Health Nursing seine bevölkerungsbezogenen Ansätze stärken und das Engagement in der primären und sekundären Prävention erhöhen.

Verankerung außerhalb von Krankenhäusern

Konsens besteht darin, dass es sich um ein Angebot außerhalb von Krankenhäusern handelt. CHNs arbeiten wohnortnah, dort, wo Menschen leben. CHN basiert auf den Prinzipien der primären Gesundheitsversorgung (WHO 1978), den sozialen Determinanten von Gesundheit (WHO 2013) und der Beteiligung der Gemeinschaft. Die WHO zeichnet ebenfalls ein sehr breites Bild: „nurses providing community health services roles in disease and injury prevention, disability alleviation and health promotion, as well as managing and providing care and follow-up across a broad range of settings" (WHO 2017, S. 5). Obwohl der Begriff „Community Health" weitverbreitet ist, bleibt seine Definition etwas vage (Iversen et al. 2023). Entsprechend diesem breiten Verständnis von Community Health Nursing ist auch die Rolle der Community Health Nurses breit und bedarf einer Konkretisierung im jeweiligen Anwendungsfall.

Ihre Aufgaben erfüllen sie gemeindebasiert oder wohnortnah, jedoch nicht im engeren Sinne der Hauskrankenpflege (zumindest in Österreich, in anderen Ländern kann auch die klassische Hauskrankenpflege umfasst sein).

---

[1] About ICCHNR.

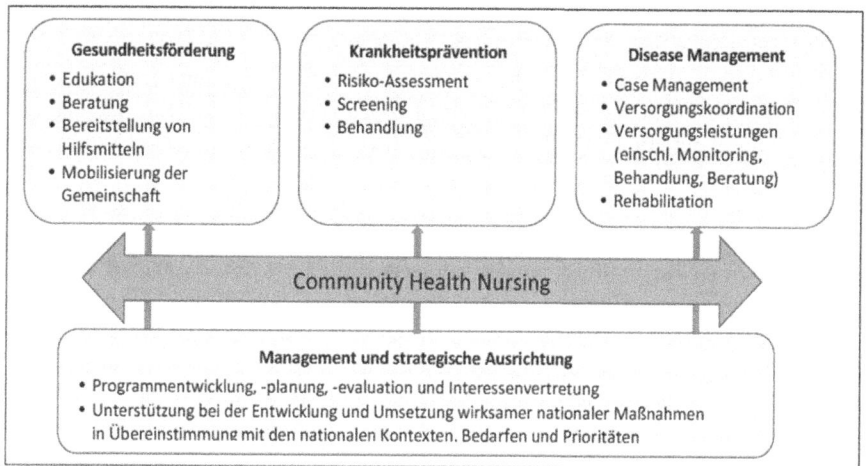

Abb. 1.1 Darstellung der Community-Health-Nursing-Intervention im Kontext von Public Health. (Quelle: WHO (2017) Abbildung und Übersetzung: Deutscher Berufsverband für Pflegeberufe – DBfK Bundesverband e. V. (2022b))

Aufgabenfelder von CHN

Die Aufgabenfelder von CHN sind nach dem Konzept der WHO entsprechend vielfältig und ebenfalls an die jeweiligen Gesundheitssysteme und die dort vorhandenen Angebote anzupassen. Aus Abb. 1.1 geht hervor, dass das Aufgabenfeld für CHN entsprechend dem Grundlagedokument der WHO sehr breit aufgestellt ist. Dabei fällt auf, dass inhaltlich Schnittmengen mit dem Konzept von Advanced Nursing Practice (ANP) gegeben sind. Laut dem International Council of Nurses (ICN) ist Community Health Nursing eine Ausprägung von ANP, also eine spezialisierte Pflegerolle, die durch den Kontext geprägt ist, in dem sie praktiziert wird. Um eine spezialisierte Pflegerolle wahrnehmen zu können, ist in der Regel eine Qualifikation auf Masterniveau erforderlich (Schober et al. 2020, S. 9). Demnach wäre Community Health Nursing eine spezialisierte Pflegerolle, die auf die Förderung der Gesundheit und die Prävention von Krankheiten abzielt. (Neumann-Ponesch 2014; Schober et al. 2020) und dafür eine Masterausbildung absolviert hat.

In den drei Säulen **Gesundheitsförderung, Prävention und Diseasemanagement** kommt der Pflegeprozess zur Anwendung. CHNs übernehmen Aufgaben im Bereich

- der Primärprävention (Maßnahmen zur Verhinderung von Krankheiten, wie Gesundheitsbildung und Impfungen),
- der Sekundärprävention (Stärkung der Fertigkeiten im Umgang mit bestehenden Krankheiten, z. B. durch Fallmanagement und Monitoring chronischer Erkrankungen) und
- der Tertiärprävention (Minimierung gesundheitlicher Beeinträchtigungen durch Symptommanagement und Begleitung der Betroffenen).

CHNs arbeiten mit Menschen aller Altersstufen und fokussieren sich auf die sozialen Determinanten von Gesundheit. Dies bedeutet, dass sie auch soziale, ökonomische, kulturelle und physische Aspekte berücksichtigen, um die Gesundheit und das Wohlbefinden der Menschen langfristig zu verbessern und eine nachhaltige Entwicklung in der eigenen Lebenswelt zu fördern. Das bedeutet, dass Community Health Nurses (CHNs) mit gesundheitsfördernden Ansätzen vertraut sind und daher Gemeindeorientierung und Gesundheitserhaltung gleichermaßen als Aufgaben von Community Health Nursing zu verstehen sind. Die Schaffung gesundheitsförderlicher Lebenswelten ist ein zentraler Ansatz zur Verwirklichung des Rechts auf Gesundheit, wie in der Ottawa-Charta zur Gesundheitsförderung (WHO 1986) beschrieben.

Das bedeutet, dass es um die Identifizierung von Gesundheitsbedürfnissen geht, gefolgt von der Entwicklung maßgeschneiderter Interventionen/Programme mit entsprechender Zielsetzung und der Begleitung von Betroffenen. Zu den Pflegeinterventionen zählen auch Aufklärung, Beratung bzw. Anleitung sowie die medizinpflegerische Versorgung, Koordination und Organisation sowie die Arbeit in interprofessionellen Teams (Iversen et al. 2023). Obwohl die Gesundheitsförderung und Prävention von Krankheiten zu den Kernleistungen zählen (Lidauer und Stummer 2023b), sind diese Aufgaben erfahrungsgemäß am schwierigsten um- und durchzusetzen.

Für die Ausgestaltung der Aufgabenfelder gibt auch das Public Health Intervention Wheel einen theoretischen Rahmen vor (Abb. 1.2). Das Public Health Intervention Wheel (PHIW) ist ein Werkzeug für die Arbeit im Bereich Public Health bzw. im niedergelassenen gemeindenahen Bereich, um die Gesundheit der Bevölkerung zu fördern und zu schützen. Das PHIW besteht aus fünf farblich kodierten Segmenten, die als „Wedges" bezeichnet werden. Diese Wedges gruppieren die 17 Interventionen in thematisch verwandte Bereiche. In der nachfolgenden Grafik ist das PHIW grafisch dargestellt. Die Sektoren und die darin enthaltenen Interventionsbereiche werden im Anschluss kurz skizziert.

- roter Wedge: Überwachung/Surveillance, Untersuchung von Krankheiten und Gesundheitsereignissen, Outreach, Screening, Fallfindung: Diese Interventionen konzentrieren sich auf die Erkennung und Überwachung von Gesundheitsproblemen.
- grüner Wedge: Überweisung und Follow-up, Case Management sowie delegierte Funktionen: Diese Maßnahmen zielen darauf ab, Einzelpersonen und Familien zu unterstützen, indem sie notwendige Gesundheitsdienste koordinieren und bereitstellen.
- blauer Wedge: Gesundheitslehre, Beratung, Konsultation: Diese Interventionen beinhalten die Vermittlung von Gesundheitsinformationen und die Unterstützung von Einzelpersonen und Gemeinschaften bei der Verbesserung ihrer Gesundheit.
- oranger Wedge: Zusammenarbeit, Koalitionsbildung, Community Organizing: Diese Maßnahmen fördern die Zusammenarbeit und den Aufbau von Partnerschaften, um gemeinschaftlich Gesundheitsprobleme zu bearbeiten.
- gelber Wedge: Fürsprache, Social Marketing, Policy-Entwicklung und -Umsetzung: Diese Interventionen zielen darauf ab, politische und soziale Veränderungen zu fördern, die die Gesundheit der Bevölkerung verbessern.

PUBLIC HEALTH INTERVENTIONS
(POPULATION-BASED)

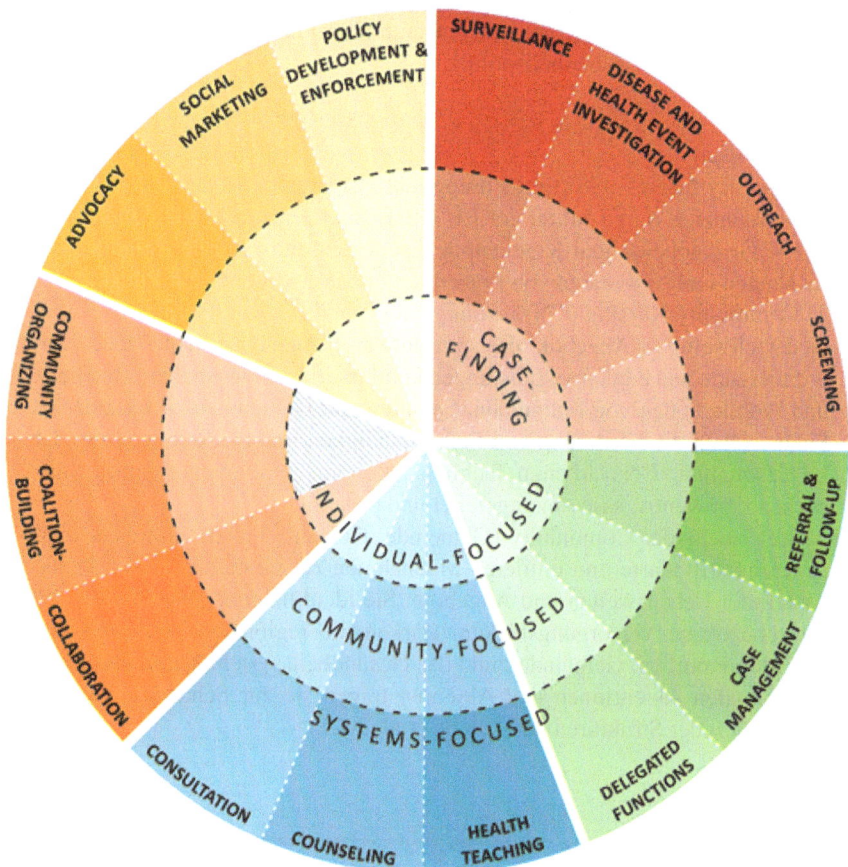

Abb. 1.2 Public Health Intervention Wheel. (Quelle und Darstellung: Minnesota Department of Health – MDH (2019))

Die Interventionen erstrecken sich dabei auf drei Ebenen: individuelle/familiäre, gemeinschaftliche und systemweite Interventionen. Das PHIW dient als Leitfaden für die Aufgabendefinition für den Public-Health-Bereich und jene Gesundheitsberufe, die in diesem Setting tätig sind. Es stellt auch eine Grundlage für die Planung und Bewertung von bevölkerungsbasierten Strategien dar und wird weltweit in der Ausbildung und Praxis von PHNs eingesetzt. Durch die strukturierte Methode des PHIW können PHNs ihre Arbeit klar definieren und gezielte Maßnahmen auf verschiedenen Ebenen durchführen, um die Gesundheit der Bevölkerung zu verbessern (Schaffer und Strohschein 2019). Das PHIW wurde auch im Rahmen der Pilotprojekte zu Community Nursing in Österreich angewandt.

Abschließende Betrachtung

Community Health Nurses (CHNs) haben kein einheitliches Rollenbild, da ihre Aufgaben von den regionalen Bedürfnissen abhängen. Dementsprechend vielfältig sind die Aufgaben, die sie übernehmen. Sie erstrecken sich von der Gesundheitsförderung und Krankheitsprävention über das Disease Management bis hin zur kommunalen Gesundheitspolitik.

Gut zu wissen

Community Nurses (CNs) im Pilotprojekt „Community Nursing" in Österreich, finanziert durch Mittel der EU (RRF-NextGeneration EU) sind diplomierte Gesundheits- und Krankenpflegepersonen und zentrale Anlaufstellen für Fragen und Aktivitäten von Prävention über Vorsorge bis zur Pflege.

Community Nursing (CN) ist ein gemeindenahes, bedarfsorientiertes und niederschwelliges Angebot, das präventive, beratende, aufsuchende, koordinierende und edukative Leistungen kombiniert, um Gesundheit, Resilienz und Wohlbefinden von Individuen, Familien und Gemeinden zu fördern. Im Fokus stehen die Förderung von Selbstständigkeit und die Verbesserung der Lebensqualität. CNs arbeiten fachlich autonom, ressourcenorientiert, aufsuchend, präventiv, assessmentgeleitet und proaktiv.

Auf Ebene der Community (Gemeinde, Gemeinschaften, Gruppen) analysieren sie Bedarfe und initiieren Maßnahmen zur Gestaltung gesundheitsfördernder Lebenswelten und Angebote. Sie identifizieren gesundheits- und pflegebezogene Versorgungslücken, stärken die regionale Vernetzung und entlasten Familien, Gemeinden und das Gesundheitssystem. Gemeinsam mit kommunalen Akteurinnen und Akteuren tragen sie zur Schaffung gesundheitsfördernder Strukturen bei (Eberle et al. 2025).

Literatur

Cunha, Carmen Maria Santos Lopes Monteiro; Costa, Andreia Cátia Jorge Silva; Henriques, Maria Adriana Pereira (2020): Community health and public health nursing: A systematic literature review. In: Revista Gestão & Saúde 11/2:80-96

Deutscher Berufsverband für Pflegeberufe – DBfK Bundesverband e.V. (2022b): Community Health Nursing. Aufgaben und Praxisprofile. Agnes-Karll-Gesellschaft für Gesundheitsbildung und Pflegeforschung mbH, Berlin

Eberle, Linda; Edtmayer, Alice; Hagmann, Evelyn; Kerschbaum, Aida; Kucera, Sabrina; Leuprecht, Eva; Mayer, Lisa; Rappold, Elisabeth; Sackl, Anita (2025): Pilotierung von Community Nursing in Österreich 2022-2024. Erkenntnisse und Ergebnisse aus der Pilotphase. Gesundheit Österreich, Wien

Iversen, Linda; Wolf-Ostermann, Karin; Petersen-Ewert, Corinna (2023): Welche Aufgaben hat eine Community Health Nurse? In: Prävention und Gesundheitsförderung 18/3:299–307

Kendall, S.; Bryar, R.; Higginbottom, G. A. (2024): A global approach to promoting research and evidence-based practice for community nurses. In: Br J Community Nurs 29/1:16–19

Lidauer, Harald; Stummer, Harald (2023b): Prävention und Gesundheitsförderung als zentrale Kompetenz für Community Health Nurses. In: Prävention und Gesundheitsförderung 19/ 537–544

Minnesota Department of Health – MDH (2019): Public health interventions: Applications for public health nursing practice. (2nd ed.). Hg. v. Minnesota Department of Health (MDH), St. Paul, Minnesota

Neumann-Ponesch, Silvia (2014): Advanced Nursing Practice in Österreich: Postitionspapier. facultas, Wien

Schaffer, Marjorie A.; Strohschein, Susan (2019): Public Health Interventions: Applications for Nursing Practice, 2nd Edition. („The Wheel Manual"). Hg. v. Minnesota Department of Health. St. Paul

Scheydt, Stefan; Hegedüs, Anna (2023): Dimensionen und konzeptuelle Merkmale des Community Health Nursing. In: HeilberufeScience 14/1 9–18

Schober, M; Lehwaldt, D; Rogers, M; Steinke, M; Turale, S; Pulcini, J; Roussel, J; Stewart, D (2020): Guidelines on advanced practice nursing. International Council of Nurses, Geneva, Switzerland

WHO (1978): Declaration of Alma-Ata, International Conference on Primary Health Care, Alma-Ata, USSR, 6–12. World Health Organization, Geneva

WHO (1986): Ottawa-Charter for Health Promotion. WHO/HPR/HEP/95.1. 21.11.1986. Aufl., Weltgesundheitsorganisation, Regionalbüro für Europa, abrufbar: https://apps.who.int/iris/handle/10665/349654

WHO (2000): The family health nurse: context, conceptual framework and curriculum. World Health Organization. Regional Office for Europe. World Health Organization, Geneva

WHO (2013): Review of social determinants and the health divide in the WHO European Region: final report. World Health Organization, Copenhagen

WHO (2017): Enhancing the role of community health nursing for universal health coverage. Human Resources for Health Observer Series No 18 Hg v WHO. World Health Organization. World Health Organization, Geneva

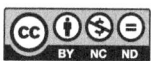

Modelle von CHN

2

Linda Eberle und Anita Sackl

Zusammenfassung

Community Health Nursing ist, je nach individuellen Gegebenheiten im jeweiligen Land, unterschiedlich ausgestaltet. Im folgenden Abschnitt werden zu Beginn einige Aufgabenprofile einem Vergleich unterzogen sowie konkrete internationale Beispiele beschrieben. Abschließend wird die Implementierung in Österreich kurz umrissen.

2.1 Internationale Beispiele

Community Health Nursing spielt international eine zentrale, wenngleich sehr unterschiedliche Rolle in der Gesundheitsversorgung. Gemein ist den Modellen, dass sie insbesondere auf die Bereiche Gesundheitsförderung und Prävention fokussieren.

Iversen et al. (2022) unterteilt Interventionen, die Community Health Nurses (CHNs) international durchführen, in die Kategorien Gesundheitsförderung/Prävention, Evidenzbasierung, Individualversorgung der Patientinnen und Patienten (diese reicht von Bedarfserhebung über Beratung bis hin zu pflegerischer Versorgung und Therapie) sowie in übergeordnete Tätigkeiten (Koordination, Leitungsaufgaben, interdisziplinäre Zusammenarbeit und gesundheitspolitisches Engagement) (Iversen et al. 2022).

Unterschiede in den Aufgabenprofilen

Die Aufgaben von CHNs variieren stark, je nach Gesundheits- und Sozialsystem des jeweiligen Landes, in dem CHN umgesetzt wird.

CHNs werden im Rahmen der Primärprävention eingesetzt, sie analysieren Bedürfnisse bestimmter Bevölkerungsgruppen auf lokaler Ebene sowie die Entwicklung und

L. Eberle (✉) · A. Sackl
Gesundheit Österreich GmbH, Wien, Österreich
E-Mail: linda.eberle@goeg.at; anita.sackl@goeg.at

© Der/die Autor(en) 2025   9
Community Nursing in Österreich, https://doi.org/10.1007/978-3-662-71838-4_2

Bewertung von Programmen für die Bevölkerung. Ebenso stehen die Förderung von Zusammenarbeit, Beratung und Schulung im Vordergrund. Die Sekundärprävention umfasst Maßnahmen wie Screening- und Impfprogramme sowie spezialisierte Angebote, etwa zur Raucherentwöhnung oder Diabetesprävention. In der Tertiärprävention konzentrieren sich die Aktivitäten auf Disease-Management-Programme, die Versorgung bei Wunden, Vorsorge gegen und Versorgung bei Inkontinenz sowie die Pflege und Betreuung von Menschen mit Demenz (Brieskorn-Zinke 2007; Czypionka et al. 2011).

Aufgaben umfassen sowohl die Sicherstellung einer kontinuierlichen Versorgung und die Umsetzung von Gesundheitsförderungs- sowie Präventionsmaßnahmen als auch spezifischere Aktivitäten. Dazu gehören die Unterstützung von Klientinnen und Klienten im Selbstmanagement, die Koordination von Versorgungsprozessen, die Durchführung oder Organisation von Kontrolluntersuchungen und Screenings sowie die Behandlung leichter Erkrankungen. Diese vielfältigen Aufgaben sind in einigen Ländern Teil des Aufgabenprofils (Budroni et al. 2020; Deutscher Berufsverband für Pflegeberufe – DBfK Bundesverband e.V. 2019).

Während in Ländern wie Schweden, Großbritannien und Finnland umfassende Aufgaben wie Hausbesuche, Sprechstunden, Erstkontakte und Aufgaben im Bereich der Primärversorgung, etwa kleinere medizinische Eingriffe oder Behandlung von Bagatellerkrankungen, wahrgenommen werden, konzentriert sich die Arbeit in den Niederlanden auf die Verbindung pflegerischer und gesundheitsfördernder Angebote, wobei auch pflegerische Leistungen im engeren Sinne angeboten werden. In Dänemark hingegen setzt CHN auf Gesundheitsförderung und Prävention, mit dem Ziel, die selbstständige Lebensführung möglichst zu erhalten bzw. wiederherzustellen. Hausbesuche und Sprechstunden werden vielerorts angeboten (Budroni et al. 2020; Czypionka et al. 2011; Gasperini et al. 2023; Seitz et al. 2008). Gasperini hingegen beschreibt in einer Übersichtsarbeit, dass im Konzept des Family/ Community Health Nursing erkrankte Individuen im Zentrum stehen, wobei empfohlen wird, bevölkerungsorientierte Aspekte auszubauen (Gasperini et al. 2023).

Strukturelle Unterschiede

Je nachdem, aus welcher Länderperspektive von Community Care (Services) oder Community (Health) Nursing gesprochen wird, sind andere Dienstleistungsangebote gemeint. Das spiegelt sich unweigerlich in der Rollenausprägung der Community (Health) Nurses wider. Gründe für die Unterschiedlichkeit der wohlfahrtsstaatlichen Modelle, in denen Pflege, Prävention und Primärversorgung erbracht werden, liegen im unterschiedlichen Verständnis von kommunaler Daseinsvorsorge sowie in Unterschieden bei den Zuständigkeiten und (Regelungs-)Kompetenzen, Finanzierungsmechanismen und -optionen von Kommunen. So haben beispielsweise in manchen Ländern, wie etwa Dänemark, die Kommunen dezidiert den Auftrag, gesundheitsfördernde und präventive Leistungen für ältere Menschen anzubieten. Ebenso verantworten die Kommunen die Primärversorgung, Pflegedienstleistungen und weitere Angebote für Seniorinnen und Senioren (BMASGK 2019; Ministry of Health 2017; OECD 2019).

Die verschiedenen Community-Care-Modelle und -Ansätze in europäischen Ländern können nach Caponnetto et al. (2024) in folgende Kategorien unterteilt werden:

- Hauskrankenpflege (Home Care Services):
  - Pflege und Betreuung zu Hause für Menschen mit vorrangig körperlichen Einschränkungen durch verschiedene Berufsgruppen
- telemedizinische Versorgung (Remote Health):
  - digitale Technologien zur Beratung und zum telemetrischen Monitoring gesundheitsbezogener Parameter
- Community Health
  - Präventions- und Gesundheitsförderungsdienste in Community Health Centres
- Primärversorgung (Primary Health Care)
- Pflegeheime (Nursing Homes)
- Übergangspflege (Transitional Care):
  - Unterstützung nach Krankenhausentlassungen (Caponnetto et al. 2024)

Die österreichische Ausprägung von Community Nursing ist in Anbetracht dieser Kategorien im Bereich Community Health und Primärversorgung anzusiedeln.

Deutschland
In Deutschland wird unter Community Health Nursing (CHN) eine erweiterte pflegerische Rolle in der Primärversorgung verstanden. CHNs sind masterqualifizierte Pflegefachpersonen, die in kommunalen Gesundheitszentren tätig sind. Ihre Hauptaufgaben umfassen die wohnortnahe, evidenzbasierte Versorgung, Gesundheitsförderung und Prävention sowie die Koordination von Versorgungsprozessen. Ziel ist, die Gesundheitsversorgung zu verbessern sowie Ärztinnen und Ärzte in Routineaufgaben zu entlasten (Deutscher Berufsverband für Pflegeberufe – DBfK Bundesverband e.V. 2019). CHNs können in Primärversorgungszentren, Einrichtungen der kommunalen Daseinsvorsorge, ambulanter Pflege und häuslicher Versorgung sowie im Öffentlichen Gesundheitsdienst eingesetzt werden (Deutscher Berufsverband für Pflegeberufe – DBfK Bundesverband e.V. 2022a).

Community Health Nurses (CHNs) in Deutschland übernehmen, abhängig vom organisatorischen Kontext, vielfältige Aufgaben, die darauf abzielen, die Gesundheitsversorgung auf regionaler Ebene zu verbessern. Dazu gehören die **Erfassung des spezifischen Bedarfs der in einer Kommune oder Region lebenden Bevölkerung sowie die Identifikation regionaler Bedarfslagen, Gesundheitsrisiken und Versorgungslücken bei spezifischen Populationen.** Basierend auf diesen Erkenntnissen entwickeln und setzen CHNs passende Interventionen und wirken bei der Versorgungsplanung mit. Der Schwerpunkt ihrer Arbeit liegt in der Gesundheitsförderung, der Prävention und dem Gesundheitsschutz, einschließlich der Gestaltung gesundheitsförderlicher Umfelder („Settings"). Zudem sind sie im Disease und Case Management tätig, wo sie die Versorgung koordinieren sowie Einzelpersonen, Familien und Bevölkerungsgruppen direkt begleiten und unterstützen (Deutscher Berufsverband für Pflegeberufe – DBfK Bundesverband e.V. 2019).

Norwegen
In Norwegen legen **Public Health Nurses (PHNs), die teils als Family and School Health Nurses** bezeichnet werden, ihren Fokus auf die Gesundheitsförderung und

Prävention bei der Zielgruppe **Kinder, Jugendliche und junge Erwachsene**. Sie arbeiten unabhängig und tragen die Verantwortung für die Gesundheitsförderung in ihrem Aufgabenbereich. Ihre Tätigkeiten zur Verbesserung der Gesundheit der Bevölkerung finden sowohl in Haushalten als auch in Child Health Clinics und School Health Services statt. Sie adressieren die individuelle, gemeinschaftliche und systemische Ebene. Die Verantwortung für die Organisation und Steuerung dieser Dienstleistungen liegt bei den Gemeinden (GNPHN – Global networf of Public Health Nursing 2023).

PHNs sehen sich als Generalistinnen und Generalisten, die Individuen und Familien darin unterstützen, gesunde Lebensstile und Coping-Strategien zu entwickeln sowie gesundheitliche Entscheidungen im Alltag zu treffen. Das PHIW ist für Norwegen anwendbar und beschreibt die Aufgabenbereiche von PHNs in Norwegen; PHNs werden auf allen drei Ebenen – Individuum, Community und System – aktiv (Glavin et al. 2014, 2019; GNPHN – Global networf of Public Health Nursing 2023). In Österreich wäre diese Rollenausprägung teilweise mit jener der Frühen Hilfen gleichzusetzen.

USA

Public Health Nursing, wie in den USA Community Health Nursing bezeichnet wird, ist eine spezialisierte Pflegepraxis, die sich auf die Gesundheitsförderung und den Schutz der Gesundheit von Bevölkerungsgruppen konzentriert. Dabei integriert sie Kenntnisse aus den Bereichen Pflegewissenschaft, Sozialwissenschaften und Public Health. Der Fokus liegt auf der Prävention, Reduktion von Gesundheitsungleichheiten und Verbesserung der Gesundheit von Bevölkerungsgruppen, insbesondere durch systemische Ansätze (APHA 2013).

Aufgaben von Public Health Nurses in den USA Public Health Nurses (PHNs) übernehmen eine Vielzahl von Aufgaben, die sich auf die Verbesserung der Bevölkerungsgesundheit konzentrieren, darunter:

- **Gesundheitsförderung und Prävention**: Durchführung von Bildungsprogrammen, Beratung und gesundheitsfördernden Maßnahmen
- **Gesundheitspolitik und Advocacy**: Mitwirkung an der Entwicklung von Gesundheitspolitik, Förderung von sozialer Gerechtigkeit und Verbesserung der Versorgungsstrukturen
- **communitybasierte Interventionen**: Identifikation von Gesundheitsrisiken, Durchführung von Assessments und Entwicklung von Interventionsprogrammen
- **systemische Perspektive**: PHNs arbeiten an der Verbesserung von sozialen, physischen und wirtschaftlichen Umweltbedingungen, die die Gesundheit beeinflussen. (Stanhope und Lancaster 2019)

In den USA werden Aufgaben, die ebenfalls in den Tätigkeitsbereich von Public/Community Health Nurses fallen können, auch von anderen Berufsgruppen wie Diätologinnen und Diätologen, Epidemiologinnen und Epidemiologen oder Physiotherapeutinnen und Physiotherapeuten übernommen. Daher ist eine enge und abgestimmte Zusammenarbeit zwischen den Berufsgruppen, die vergleichbare Tätigkeiten ausüben, unerlässlich (Stanhope und Lancaster 2019).

PHN in den USA ist keine rein klinische Pflegepraxis und unterscheidet sich von klassischen Gesundheitsberufen durch ihren Fokus auf die Bevölkerung, Bevölkerungsgruppen und Prävention. PHNs sind nicht primär für Akutversorgung oder medizinische Behandlungen zuständig. Ihre Aufgabe ist vielmehr, systemische Probleme wie soziale Determinanten der Gesundheit zu adressieren und Gesundheitsungleichheiten zu reduzieren.

Struktur und Organisation Historisch bedingt sind die Kompetenzen von PHNs in den Vereinigten Staaten in drei Ebenen unterteilt:

1.) generalistische Ebene: Diese umfasst direkte pflegerische Leistungen, die in den USA meist von PHNs mit einem Bachelor-Abschluss erbracht werden.
2.) „Supervisory Practice Level": Diese Ebene konzentriert sich auf Projektmanagement, Anleitung und Aufsicht, mit weniger direktem Klientenkontakt. Diese Aufgaben werden von PHNs mit einem Master-Abschluss oder höher wahrgenommen.
3.) „Executive Practice Level": Auf dieser Ebene übernehmen erfahrene Expertinnen und Experten strategische und systemische Verantwortlichkeiten; sie verfügen oft über einen Doktoratsabschluss. (Campbell et al. 2020)

Diese drei Ebenen bilden gleichzeitig Karrierepfade, wobei Pflegende auf Niveau eins starten und mit zunehmender Erfahrung und Qualifikation aufsteigen können. Die Kompetenzen der Quad Council Coalition werden empfohlen, um Curricula zu entwickeln und zu überprüfen, den Personalbedarf zu analysieren, die Kompetenzen zu fördern, Leistungsbeurteilungen durchzuführen sowie Stellenanforderungen zu erstellen oder anzupassen (Stanhope und Lancaster 2019).

Literaturempfehlung
- Campbell, L. A., Harmon, M. J., Joyce, B. L., & Little, S. H. (2020). Quad Council Coalition community/public health nursing competencies: Building consensus through collaboration. *Public health nursing (Boston, Mass.), 37*(1), 96–112. https://doi.org/10.1111/phn.12666
- Community/Public Health Nursing [C/PHN] Competencies (Quad Council Coalition, 2018) QCC-C-PHN-COMPETENCIES-Approved_2018.05.04_Final-002.pdf

Ausgewählte international beschriebene Herausforderungen hinsichtlich der Aufgabenbereiche
Die WHO führte eine Umfrage durch, die vorwiegend in Schwellenländern die Aufgabenbereiche von Community Health Nurses untersuchte. Diese zeigt, dass Community Health Nurses häufig auch in die direkte Pflege und Erbringung von Gesundheitsdienstleistungen eingebunden sind. Dadurch besteht die Gefahr, dass Tätigkeitsfelder wie Gesundheitsförderung, Prävention sowie Beratung und Advocacy oft in den Hintergrund treten. Um diesen Herausforderungen zu begegnen, ist essenziell, klar definierte Rollen und Kompetenzbereiche zu etablieren, die den spezifischen Bedürfnissen der jeweiligen Bevölkerung gerecht werden (WHO 2017). Übersichtsarbeiten und empirische Studien belegen zudem, dass der Schwerpunkt der Tätigkeiten von Public/Community

Health Nurses häufig auf individuenzentrierten und familienorientierten Leistungen liegt, während gemeindebezogene Aufgaben meist nachrangig berücksichtigt werden (Iriarte-Roteta et al. 2020). Auch in der internationalen Literatur ist die Rollenvielfalt beschrieben. Die Abgrenzung zu anderen Berufsgruppen wie Sozialarbeiterinnen und Sozialarbeitern oder Hebammen ist nicht immer klar, was eine enge Zusammenarbeit erfordert (Stanhope und Lancaster 2019).

2.2 Implementierung von Community Nursing in Österreich

Im Rahmen der Pilotierung des Projekts Community Nursing in den Jahren 2022–2024 wurden 117 Pilotprojekte, angesiedelt bei Gemeinden, Städten und Sozialhilfeverbänden, umgesetzt. In diesen agierten diplomierte Gesundheits- und Krankenpflegepersonen (DGKP) im Zuge ihres Rollen- und Aufgabenprofils auf Ebene des Individuums/der Familie, der Community – einer spezifischen Gruppe – und (in geringem Ausmaß) auf Ebene des Systems (Kozisnik et al. 2021). Für eine fachlich hochstehende qualitative Versorgung sind systematische Problemlösungsstrategien auf diesen Ebenen erforderlich, eine entsprechende Datenbasis für die Planung zielgerichteter Pflegestrategien ist Grundlage dafür (Wilkinson und Hinrichs 2012). Im österreichischen Modell von Community Nursing konzentrierten sich die Aktivitäten während der Pilotphase vorrangig auf die Ebene des Individuums/der Familie und der Community. Die gesetzten Maßnahmen können sich in der Regel auf beide Ebenen beziehen. Ein Wechsel zwischen diesen Ebenen ist erforderlich, um Bedarfslagen in den Kontext einzuordnen.

Community Nurses (CNs) übernehmen im Zuge der Pilotierung in ihrer Region zentrale Aufgaben im Bereich der Gesundheitsförderung und Prävention. Sie vernetzen und koordinieren Leistungen in den Bereichen Gesundheitsförderung, Prävention und Versorgung, stimmen diese auf die Bedürfnisse von Individuen und deren Familien ab und vermitteln zu Angeboten in der Region. Ein Schwerpunkt liegt dabei auf dem sektorenübergreifenden Netzwerk- und Nahtstellenmanagement. Ziel ist, Versorgungslücken zu schließen, die Gesundheitskompetenz zu stärken und älteren Menschen einen möglichst langen Verbleib im eigenen Zuhause zu ermöglichen (BMSGPK 2021b, c; Kozisnik et al. 2021).

Eckpunkte des Pilotprogramms CN (2022–2024): Facts and Figures
Nachfolgend wird der Rahmen, in dem die Pilotierung des Projekts CN in den Jahren 2022–2024 stattgefunden hat, dargestellt (Tab. 2.1).

Voraussetzungen, um als Community Nurse tätig zu werden Community Nurses sind DGKP mit mindestens zweijähriger Berufserfahrung, wünschenswert ist eine Weiterqualifizierung in den Bereichen Public Health, Community Health Nursing, Family Health Nursing u. Ä. Eine mehr als fünfjährige Berufserfahrung und Vorbildung in Richtung Handeln auf systemischer Perspektive sowie Kenntnisse der regionalen Versorgungslandschaft wurden empfohlen (GÖG 2021).

Tab. 2.1 Eckpunkte des Pilotprogramms CN 2022–2024

Eckpunkte	Beschreibung
finanzieller Rahmen	54,2 Mio. € Fördermittel (finanziert von der Europäischen Union, NextGenerationEU)
Qualifikation der Community Nurses	diplomierte Gesundheits- und Krankenpflegepersonen (DGKP) mit mehr als zwei Jahren Berufserfahrung
Anzahl der eingereichten Anträge	146 Förderanträge wurden eingereicht.
aktive Pilotprojekte (Stand Oktober 2024)	117 Projekte in allen Bundesländern
beantragte Personen	273 Personen
Fördervolumen pro Vollzeitäquivalent (VZÄ)	maximal 100.000 € pro Jahr; 80 % für Personalkosten, 20 % für Sachkosten
Einzugsgebiet pro VZÄ	3000–5000 Einwohner:innen
umweltfreundliche Mobilität	Förderung von etwa 90 E-Autos und 40 E-Bikes
Evaluation	externe summative und formative Evaluation durch die Fachhochschule Kärnten

Quelle: BMSGPK (2021c); GÖG (2021); Darstellung: GÖG

Aufgaben- und Rollenprofil von Community Nurses während der Pilotphase 2022–2024

Basierend auf wissenschaftlichen Konzepten und internationalen Vorbildern wurde in Zusammenarbeit mit Expertinnen und Experten ein Aufgaben- und Rollenprofil für Community Nursing entwickelt. Dieses Profil wurde im Rahmen der Pilotierung getestet und weiter optimiert (GÖG 2021).

Das Public Health Intervention Wheel, das international Anwendung findet, mehrmals weiterentwickelt und validiert wurde (Glavin et al. 2019; McDonald et al. 2015; Minnesota Department of Health 2019; Schaffer und Strohschein 2019), diente als Framework für die Entwicklung des österreichischen Aufgaben- und Rollenprofils.

Das PHIW wurde an den österreichischen Kontext angepasst und vereinfacht. Ebenso wurde festgelegt, dass im Rahmen der Pilotierung einerseits auf die Hauptzielgruppe der älteren Menschen und deren An- und Zugehörigen fokussiert wird und andererseits die Ebene des Systems, die international Teil des Aufgabenprofils von C/PHN ist, nicht prioritär behandelt wird (GÖG 2021; Kozisnik et al. 2021) (Abb. 2.1).

Wenngleich Konkretisierungsbedarf attestiert wird, ist das Aufgaben- und Rollenprofil als solider Orientierungsrahmen für Community Nursing in Österreich zu sehen. Eine sukzessive Annäherung an das PHIW wird empfohlen.

Weiterführende Informationen

Aufgaben und Rollenprofil für CN in Österreich zum Download (1. Version): https://cn-oesterreich.at/system/files/inline-files/04_Aufgaben_und_Rollenprofil.pdf

Link zum Public Health Intervention Wheel (Minnesota Department of Health 2019); *Public health interventions: Applications for public health nursing practice, 2nd ed.* („The Wheel Manual"), https://www.health.state.mn.us/communities/practice/research/phncouncil/docs/PHInterventions.pdf

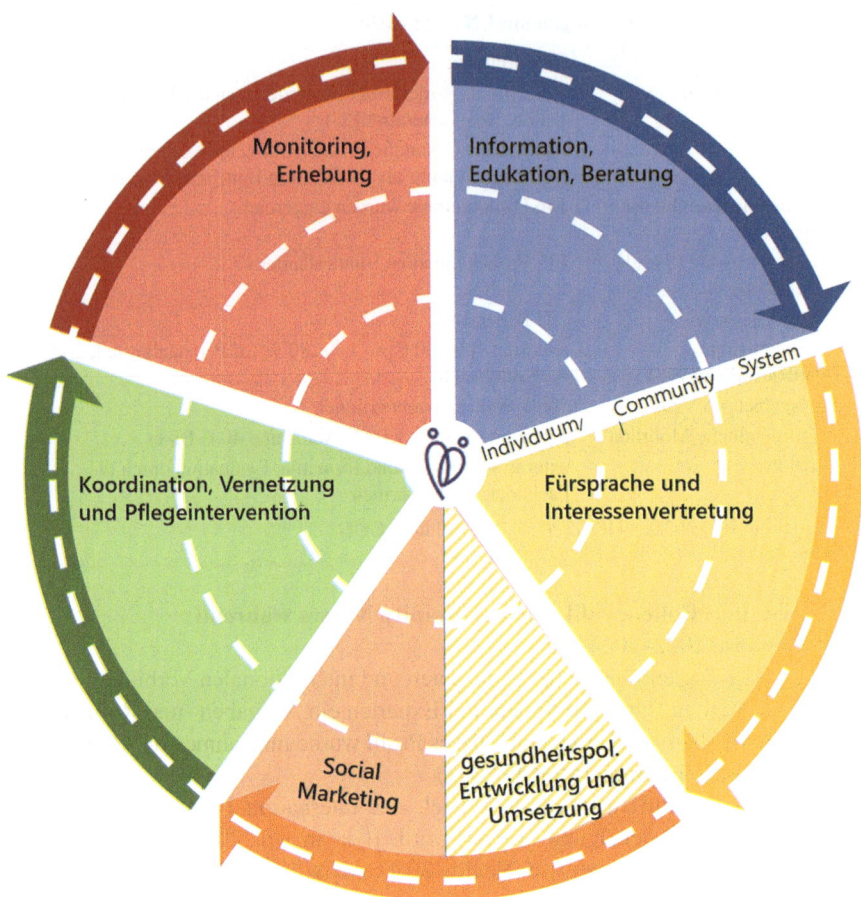

Abb. 2.1 Aufgaben- und Rollenprofil – Community Nurse Österreich. (Quelle: Kozisnik et al. (2021); Darstellung: GÖG, in Anlehnung an das Minnesota Department of Health (2019))

Literatur

APHA (2013): The definition and practice of public health nursing: A statement of the public health nursing section. Hg. v. Public Health Nursing Section (APHA) American Public Health Association. Washington, DC

BMASGK (2019): Zukünftige Finanzierung der Langzeitpflege. Ansatzpunkte für Reformen. Hg. v. Soziales Bundesministerium für Arbeit, Gesundheit und Konsumentenschutz (BMASGK). Wien

BMSGPK (2021b): Factsheet zu Community Nursing. Hg. v. Gesundheit Bundesministerium für Soziales, Pflege und Konsumentenschutz (BMSGPK). Wien

BMSGPK (2021c): Sonderrichtlinie für den österreichischen Aufbau- und Resilienzplan – Maßnahme Community Nursing gem VO 2021/241. Hg. v. Gesundheit Bundesministerium für Soziales, Pflege und Konsumentenschutz (BMSGPK). Wien

Brieskorn-Zinke, Marianne (2007): Public Health Nursing. Der Beitrag der Pflege zur Bevölkerungsgesundheit, 1. Auflage. Kohlhammer Verlag, Stuttgart

Budroni, Helmut; Daugardt, Katja; Ohms, Raphael (2020): Community Health Nursing – Pflege in der Primärversorgung. In: Gesundheits-und Sozialpolitik 74/3:27–32

Campbell, Lisa A.; Harmon, Monica J.; Joyce, Barbara L.; Little, Susan H. (2020): Quad Council Coalition community/public health nursing competencies: Building consensus through collaboration. In: Public Health Nursing 37/1:96–112

Caponnetto, Valeria; Dante, Angelo; El Aoufy, Khadija; Melis, Maria Ramona; Ottonello, Giulia; Napolitano, Francesca; Ferraiuolo, Fabio; Camero, Francesco; Cuoco, Angela; Erba, Ilaria; Rasero, Laura; Sasso, Loredana; Bagnasco, Annamaria; Alvaro, Rosaria; Manara, Duilio Fiorenzo; Rocco, Gennaro; Zega, Maurizio; Cicolini, Giancarlo; Mazzoleni, Beatrice; Lancia, Loreto (2024): Community health services in European literature: A systematic review of their features, outcomes, and nursing contribution to care. In: International Nursing Review 71/4:716–728

Czypionka, Thomas; Kraus, Markus; Riedel, Monika; Röhrling, Gerald (2011): Health Workforce: Status quo und neue Berufsbilder. In: Health System Watch, Beilage zur Fachzeitschrift soziale Sicherheit Frühjahr 2011/I:1–16

Deutscher Berufsverband für Pflegeberufe – DBfK Bundesverband e.V. (2019): Community Health Nursing in Deutschland. Eine Chance für die bessere Gesundheitsversorgung in den Kommunen. Hg. v. Agnes-Karll-Gesellschaft für Gesundheitsbildung und Pflegeforschung mbH; vertreten durch den Deutschen Berufsverband für Pflegeberufe – DBfK Bundesverband e.V., Berlin

Deutscher Berufsverband für Pflegeberufe – DBfK Bundesverband e.V. (2022a): Community Health Nurses für Deutschland. Policy Paper. Hg. v. vertreten durch den Deutschen Berufsverband für Pflegeberufe – DBfK Bundesverband e.V. Agnes-Karll-Gesellschaft für Gesundheitsbildung und Pflegeforschung mbH. Berlin

Eberle, Linda; Edtmayer, Alice; Hagmann, Evelyn; Kerschbaum, Aida; Kucera, Sabrina; Leuprecht, Eva; Mayer, Lisa; Rappold, Elisabeth; Sackl, Anita (2025): Pilotierung von Community Nursing in Österreich 2022–2024. Erkenntnisse und Ergebnisse aus der Pilotphase.Gesundheit Österreich, Wien

Gasperini, Giulia; Renzi, Erika; Longobucco, Yari; Cianciulli, Angelo; Rosso, Annalisa; Marzuillo, Carolina; De Vito, Corrado; Villari, Paolo; Massimi, Azzurra (2023): State of the Art on Family and Community Health Nursing International Theories, Models and Frameworks: A Scoping Review. In: Healthcare 11/18:2578

Glavin, K.; Schaffer, M. A.; Kvarme, L. G. (2019): The Public Health Intervention Wheel in Norway. In: Public Health Nursing 36/6:819–828

Glavin, Kari; Schaffer, Marjorie A.; Halvorsrud, Liv; Kvarme, Lisbeth Gravdal (2014): A Comparison of the Cornerstones of Public Health Nursing in Norway and in the United States. In: Public Health Nursing 31/2:153–166

GNPHN – Global networf of Public Health Nursing (2023): Public Health Nurses in Norway [Online]. https://www.gnphn.com/post/public-health-nurses-in-norway [Zugriff am 08.09.2023]

GÖG (2021): Fördercall Community Nursing. [Online]. Gesundheit Österreich. https://cn-oesterreich. at/system/files/inline-files/F%C3%B6rdercall_CN_final_0.pdf [Zugriff am 22.09.2023]

Iriarte-Roteta, A.; Lopez-Dicastillo, O.; Mujika, A.; Ruiz-Zaldibar, C.; Hernantes, N.; Bermejo-Martins, E.; Pumar-Méndez, M. J. (2020): Nurses' role in health promotion and prevention: A critical interpretive synthesis. In: Journal of Clinical Nursing 29/21-22:3937–3949

Iversen, Linda; Wolf-Ostermann, Karin; Petersen-Ewert, Corinna (2022): Welche Aufgaben hat eine Community Health Nurse? In: Prävention und Gesundheitsförderung 18/3:299–307

Kozisnik, Petra; Edtmayer, Alice; Rappold, Elisabeth (2021): Aufgaben- und Rollenprofil. Community Nurse. Gesundheit Österreich, Wien

McDonald, A.; Frazer, K.; Duignan, C.; Healy, M.; Irving, A.; Marteinsson, P.; Molloy, B.; McNicholas, E. (2015): Validating the 'intervention wheel' in the context of Irish public health nursing. In: British Journal of Community Nursing 20/3:140–145

Ministry of Health (2017): Healthcare in Denmark: An Overview. The Ministry of Health, Kopenhagen

Minnesota Department of Health (2019): Public health interventions: Applications for nursing practice (2nd ed.) [Online]. https://www.health.state.mn.us/communities/practice/research/phncouncil/docs/PHInterventions.pdf [Zugriff am 24.04.2021]

OECD (2019): Denmark: Country Health Profile 2019, State of Health in the EU. Hg. v. European Observatory on Health Systems and Policies. OECD Publishing, Paris, Brussels

Schaffer, Marjorie A.; Strohschein, Susan (2019): Public Health Interventions: Applications for Nursing Practice, 2nd Edition. („The Wheel Manual"). Hg. v. Minnesota Department of Health. St. Paul

Seitz, Franziska; Terschüren, Claudia; Fendrich, Konstanze (2008): Das Konzept der Familiengesundheitspflege in Europa. In: Pflege & Gesellschaft 13/260–278

Stanhope, Marcia; Lancaster, Jeanette (2019): Public Health Nursing. Population-Centered Health Care in the Community. E-Book, 10. Auflage. Elsevier Health Sciences

WHO (2017): Enhancing the role of community health nursing for universal health coverage. Human Resources for Health Observer Series No 18 Hg v WHO. World Health Organization. World Health Organization, Geneva

Wilkinson, Judith M; Hinrichs, Silke (2012): Das Pflegeprozess-Lehrbuch. Huber, Bern

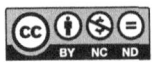

Ältere gebrechliche Menschen als Zielgruppe von Community Nursing

3

Linda Eberle und Elisabeth Rappold

Zusammenfassung

In Kap. 1 wurde bereits über die Landesgrenzen hinausgeschaut und festgehalten, dass die Zielgruppen von Community (Health) Nurses in allen Altersgruppen und Lebenssituationen zu finden sind. Eine oftmals weniger beachtete Gruppe in Bezug auf Gesundheitsförderung sind ältere gebrechliche („fraile") Menschen oder solche, die kurz vor einer Gebrechlichkeit stehen. Dieser Gruppe wird im folgenden Kapitel besondere Aufmerksamkeit geschenkt.

Frailty ist ein komplexes geriatrisches Syndrom, das die Selbstständigkeit und die Gesundheit der Betroffenen stark beeinträchtigt. Es ist die Summe aus organbezogenen, psychischen und sozialen Einschränkungen und geht mit verringerten physiologischen Reserven und einer erhöhten Anfälligkeit für Stressoren einher, was das Risiko für negative gesundheitliche Folgen bei älteren Menschen erhöht. Frailty beeinträchtigt alle Organsysteme sowie psychische und soziale Aspekte. Faktoren wie höheres Alter, Geschlecht, Bildungsstatus, sozioökonomischer Status, Einsamkeit, Multimorbidität, Adipositas, Mangelernährung, kognitive Einschränkungen, depressive Symptome und Polypharmazie beeinflussen die Entwicklung von Frailty. Ein bewegungsarmer Lebensstil, proteinarme Ernährung, Rauchen, Alkoholkonsum, endokrine Faktoren, Mikronährstoffmangel und Entzündungsprozesse tragen ebenfalls dazu bei (Drey und Bauer 2025). In Abb. 3.1 findet sich eine grafische Darstellung der Risikofaktoren. (Angelehnt an Benzinger et al. (2021)).

L. Eberle (✉) · E. Rappold
Gesundheit Österreich GmbH, Wien, Österreich
E-Mail: linda.eberle@goeg.at; elisabeth.rappold@goeg.at

© Der/die Autor(en) 2025

19

Community Nursing in Österreich, https://doi.org/10.1007/978-3-662-71838-4_3

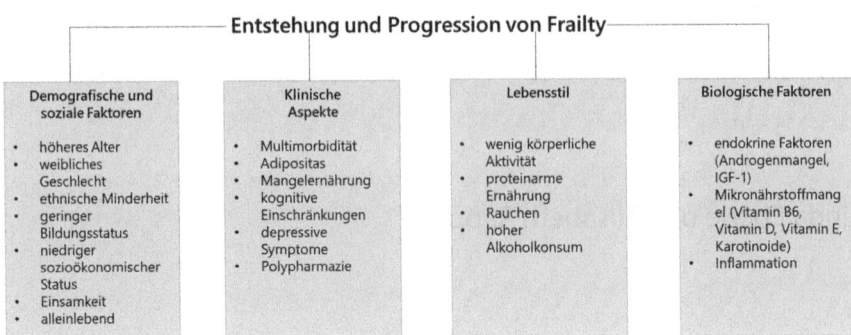

Abb. 3.1 Entstehung und Progression von Frailty. (Quelle: Benzinger et al. (2021); Darstellung GÖG)

Prefrailty ist die Vorstufe von Frailty; in dieser zeigen sich erste Anzeichen wie verminderte Muskelkraft (Sarkopenie), Erschöpfung und geringere körperliche Aktivität, ohne dass eine vollständige Gebrechlichkeit vorliegt. Dieser Zustand bietet ein kritisches Interventionsfenster, da frühzeitige Maßnahmen das Fortschreiten zur Frailty-Phase verzögern oder verhindern können (Benzinger et al. 2021; Hoogendijk et al. 2019).

Menschen mit einem Risiko zu erkennen, zu begleiten und so die Entwicklung von Frailty-Syndromen zu minimieren, ist eine zentrale Aufgabe von Community Nurses. Menschen mit (Pre-)Frailty sind demnach eine wichtige Zielgruppe von Community Nurses.

3.1   Prävalenz im europäischen Vergleich

Laut der Studie von Manfredi et al. (2019), die auf Daten der SHARE-Erhebung (Survey of Health, Ageing and Retirement in Europe, Wave 6) beruht, beträgt die Prävalenz von Frailty in Europa bei den über 50-Jährigen 7,7 %[2], mit einer Spannbreite von 3 % in der Schweiz bis 15,6 % in Portugal. Österreich liegt mit 7,2 % im Mittelfeld. Die Prefrailty-Rate liegt europaweit bei 42,9 %, variiert jedoch stark zwischen den Ländern, von 34 % in Österreich bis 52,8 % in Estland (Manfredi et al. 2019).

In Österreich zeigt ein bedeutender, im europäischen Vergleich jedoch geringerer Anteil von 34 % der älteren Bevölkerung Anzeichen von Prefrailty. Die Prävalenz nach Altersverteilung ist in Tab. 3.1 dargestellt.

Diese Zahlen sollen, unter Berücksichtigung der demografischen Entwicklung, die Notwendigkeit präventiver und zielgerichteter Interventionen betonen, die ältere Menschen im Blick haben. Das ist vor allem deshalb von Bedeutung, weil „frailty syndrome (FS) is considered highly prevalent in elderly patients and to confer high risk of adverse outcomes, including disability, lower quality of life, hospitalization, institutionalization, and mortality." (Boyd et al. 2005; Gobbens und van Assen 2014; Rockwood et al. 2005, zitiert nach Uchmanowicz et al. 2018, S. 2)

Tab. 3.1 Frailty-Prävalenz in Österreich und der EU

Altersgruppe	Prefrailty Österreich (%)	Prefrailty EU (%)	Frailty Österreich (%)	Frailty EU (%)
50–64 Jahre	28,9	38,7	1,6	3,0
65–74 Jahre	31,8	41,7	4,4	6,0
75–84 Jahre	44,6	50,5	11,6	16,0
85 Jahre und älter	43,9	52,9	37,2	34,4
Gesamt (50+ Jahre)	34,0	42,9	7,2	7,7

Quelle: Manfredi et al. (2019); Darstellung: GÖG

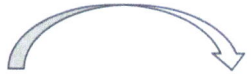

Körperliche Anzeichen und Symptome von Frailty	Negative Folgen von Frailty
• **Schwäche:** Verringerte Muskelkraft. • **Langsamkeit:** Eingeschränkte Gehgeschwindigkeit. • **Erschöpfung „Fatigue":** Allgemeine Müdigkeit und reduzierte Energiereserven. • **niedrige Aktivität:** Verminderte körperliche Aktivität. • **Gewichtsverlust:** Unerklärlicher Verlust von Körpergewicht, oft durch Muskelabbau.	• Risiko von Einschränkungen im Alltag • erhöhtes Sturzrisiko • erhöhtes Risiko für Frakturen • erhöhtes Risiko für Krankenhauswiederaufnahmen • längere Krankenhausaufenthalte • erhöhtes Risiko für kognitiven Abbau • erhöhtes Risiko für die Aufnahme in ein Pflegeheim • erhöhtes Sterberisiko

Abb. 3.2 Der Zusammenhang von Frailty und unerwünschten Ergebnissen. (Quelle: Universitätsspital Zürich (oJ); Darstellung GÖG)

Sind intrinsische Kapazitäten wie kognitive Fähigkeiten, Mobilität, Ernährung, Seh- und Hörvermögen sowie emotionale Gesundheit beeinträchtigt, kann dies zu einer erhöhten Anfälligkeit für Frailty führen. Zum Beispiel kann eine eingeschränkte Mobilität das Risiko von Stürzen erhöhen, während kognitive Beeinträchtigungen die Fähigkeit zur Selbstversorgung und zur Teilnahme am sozialen Leben einschränken können. Abb. 3.2 zeigt weitere Zusammenhänge auf. Die Förderung und Erhaltung dieser Kapazitäten sind daher zentrale Aspekte der Gesundheitsvorsorge, insbesondere im Alter. Viele der intrinsischen Kapazitäten sind durch Maßnahmen der Gesundheits- und Krankenpflege beeinflussbar. Maßnahmen zur Unterstützung der intrinsischen Kapazitäten können dazu beitragen, die Unabhängigkeit und das Wohlbefinden zu erhalten, und den Pflegebedarf hintanstellen.

3.2 Auswahl an Maßnahmen mit Wirkung auf Frailty

Um Risikofaktoren für Frailty (wie z. B. die intrinsische Kapazität, kognitive Beeinträchtigung, eingeschränkte Mobilität, Mangelernährung, Sehbehinderung, Hörverlust und depressive Symptome) zu erkennen und zu bewerten, eignen sich verschiedene

Assessmentinstrumente. Beispielhaft sei hier das von der WHO entwickelte Instrument Integrated Care for Older People (ICOPE) vorgestellt. Der ICOPE-Ansatz umfasst verschiedene Maßnahmen und Empfehlungen, die darauf abzielen, den Rückgang der physischen und mentalen Fähigkeiten im Alter zu verhindern, zu verlangsamen oder umzukehren. Dies schließt die Bewertung und Unterstützung in Bereichen wie den kognitiven Fähigkeiten, der Mobilität, der Ernährung, dem Seh- und Hörvermögen sowie der emotionalen Gesundheit ein (WHO 2019b).

Ein zentrales Element von ICOPE ist die Entwicklung personalisierter Pflegepläne, die auf die individuellen Bedürfnisse und Ziele der älteren Menschen abgestimmt sind. Diese Pläne können verschiedene Interventionen umfassen, um die intrinsischen Kapazitäten zu erhalten und zu stärken, soziale Unterstützung zu bieten und die Selbstkompetenz zu fördern.

Durch entsprechende Pflegeinterventionen können Maßnahmen gesetzt werden, die eine Minimierung der Risikofaktoren von Frailty bewirken. Auch ein Risikomanagement mit Fokus auf Sturzprävention, Ernährungsmanagement und Vermeidung von Dekubitus (Druckgeschwüren) verhindert eine Progression des Zustandsbildes. Es gibt vereinzelte Metaanalysen zu diesem Thema. Die Ergebnisse von Apóstolo et al. (2018) zeigen, dass Trainingsangebote in Gruppen wirken, um Frailty zu reduzieren oder hinauszuzögern, während individuelle oder eins zu eins durchgeführte Trainings teilweise aus Effizienzgründen bemängelt werden. Ebenso zeigen individuell angepasste Managementprogramme uneinheitliche, wenngleich positive Effekte (Apóstolo et al. 2018). Dent et al. (2019) zeigten in einer Metaanalyse auf, dass trotz schwacher Evidenz die Studienergebnisse die Effektivität von proteinreicher Ernährung, Nahrungsergänzungsmitteln sowie individuell an die klinischen Umstände angepassten Programmen und Gesundheitsberatungen für zu Hause lebende Menschen nahelegen. Körperliche Aktivität und adäquate Proteinzufuhr werden in allen Leitlinien als zentrale Maßnahmen für Menschen mit Frailty empfohlen (Dent et al. 2019).

Pflegerische Handlungsfelder zur Prävention von Frailty umfassen Bereiche wie Risikomanagement, Förderung der Selbstständigkeit in den Aktivitäten des täglichen Lebens z. B. durch körperliches Training, Ernährung und Kognition. Methodisch eignen sich dazu Hausbesuche und Gruppenaktivitäten, aber auch telefonische Unterstützung (Kasa et al. 2023). Durch laufendes Monitoring und kontinuierliche Dokumentation können Veränderungen im Zustand der Klientin oder des Klienten erkannt und kann rasch reagiert werden. Aufgrund der Komplexität des Syndroms ist eine multiprofessionelle Zusammenarbeit angezeigt.

Weiterführende Literatur zu Bewegung im Alter

Fonds Gesundes Österreich (Hrsg.) (o. J.): Plakat „Bewegungsempfehlungen. Erwachsene ab 65 Jahren", abrufbar unter https://fgoe.org/sites/fgoe.org/files/2021-03/fgoe_plakat_65_Jahre_bfrei.pdf

Fonds Gesundes Österreich (Hrsg.) (2020): Österreichische Bewegungsempfehlungen (Wissensband 17), Wien; abrufbar unter https://fgoe.org/sites/fgoe.org/files/2020-07/WB17_bewegungsempfehlungen_bfrei.pdf

3.3   Ausblick/Empfehlung

Frailty kann und muss als eine der brennenden Public-Health-Herausforderungen der Gegenwart gesehen und verstanden werden, auch, aber nicht nur aufgrund demografischer Entwicklungen. Es ist derzeit nicht umfassend bekannt, inwiefern sich der Frailty-Status kongruent zur Demografie entwickelt. Interventionen zur Prävention oder Verlangsamung des Fortschreitens von Frailty, bevor es zu erheblichen funktionellen Einschränkungen führt, sollten als zentrales Anliegen von gesundheitsbezogenen Policies und der Versorgungsplanung verstanden werden. Dent et al. gehen davon aus, dass das Management von Frailty komplex ist, insbesondere da die Evidenzbasis sowohl für individuelle als auch für systemische Interventionen zur Behandlung unzureichend ist. Es wird empfohlen, sich bei der Behandlung von Frailty an konsensbasierten Leitlinien (wie bspw. der NICE Guideline oder der ICOPE Guideline) zu orientieren (Dent et al. 2019). Das Integrated-Care-for-Older-People-Modell der Weltgesundheitsorganisation (WHO) verfolgt das Ziel, die Gesundheitsversorgung älterer Menschen durch einen personenzentrierten und integrierten Ansatz zu verbessern. Es legt den Fokus auf die Förderung und Erhaltung der intrinsischen Kapazität, also der körperlichen und geistigen Fähigkeiten, sowie der funktionellen Fähigkeiten, die ein unabhängiges und erfülltes Leben ermöglichen (WHO 2019b).

Die Ausrichtung von Community Nursing auf die Zielgruppe der älteren Menschen mit besonderem Fokus auf (pre-)fraile Lebenssituationen bietet hat Potenzial, den Übergang in eine Frailty-Phase hinauszuzögern, die Selbstständigkeit von zu Hause lebenden Menschen nachhaltig zu stärken sowie die Lebensqualität und soziale Teilhabe zu steigern.

Handbuch zur ICOPE Guideline
Integrated care for older people (ICOPE): Guidance for person-centred assessment and pathways in primary care. Geneva: World Health Organization; 2019 (WHO/FWC/ALC/19.1). Licence: CC BY-NC-SA 3.0 IGO https://iris.who.int/bitstream/handle/10665/326843/WHO-FWC-ALC-19.1-eng.pdf?sequence=17

Guidelines für Interventionen
Integrated care for older people: guidelines on community-level interventions to manage declines in intrinsic capacity. Geneva: World Health Organization; 2017. Licence: CC BY-NC-SA 3.0 IGO. https://iris.who.int/bitstream/handle/10665/258981/9789241550109-eng.pdf?sequence=1

Literatur

Apóstolo, J.; Cooke, R.; Bobrowicz-Campos, E.; Santana, S.; Marcucci, M.; Cano, A.; Vollenbroek-Hutten, M.; Germini, F.; D'Avanzo, B.; Gwyther, H.; Holland, C. (2018): Effectiveness of interventions to prevent pre-frailty and frailty progression in older adults: a systematic review. In: JBI Database System Rev Implement Rep 16/1:140–232

Benzinger, Petra; Eidam, Annette; Bauer, Jürgen M (2021): Clinical importance of the detection of frailty. In: Zeitschrift für Gerontologie und Geriatrie 54/285–296

Dent, Elsa; Martin, Finbarr C.; Bergman, Howard; Woo, Jean; Romero-Ortuno, Roman; Walston, Jeremy D. (2019): Management of frailty: opportunities, challenges, and future directions. In: The Lancet 394/10206:1376–1386

Drey, Michael; Bauer, Jürgen (2025): Frailty und Sarkopenie. In: DGIM Innere Medizin. Hg. v. Hendrik Lehnert et al., Springer Berlin, Heidelberg

Hoogendijk, Emiel O.; Afilalo, Jonathan; Ensrud, Kristine E.; Kowal, Paul; Onder, Graziano; Fried, Linda P. (2019): Frailty: Implications for Clinical Practice and Public Health. In: The Lancet 394/10206:1365–1375

Kasa, Ayele Semachew; Drury, Peta; Traynor, Victoria; Lee, Shu-Chun; Chang, Hui-Chen (2023): The effectiveness of nurse-led interventions to manage frailty in community-dwelling older people: a systematic review. In: Systematic Reviews 12/1:182

Manfredi, Giulia; Midão, Luís; Paúl, Constança; Cena, Clara; Duarte, Mafalda; Costa, Elísio (2019): Prevalence of frailty status among the European elderly population: Findings from the Survey of Health, Aging and Retirement in Europe. In: Geriatrics & Gerontology International 19/8:723-729

Uchmanowicz, Izabella, Beata Jankowska-Polańska, Marta Wleklik, Magdalena Lisiak, Robbert Gobbens (2018): Frailty syndrome: nursing interventions. In: SAGE Open Nursing 4/1-11

Universitätsspital Zürich (oJ): Swiss Frailty Network & Repository Studie [Online]. Images GPL/ Creative Commons: Martin Seligman, Jennifer V. Miller https://www.usz.ch/fachbereich/ zentrum-alter-mobilitaet/forschung/sfnr-studie/ [Zugriff am Zugriff am 16.01.2025]

WHO (2019b): Integrated care for older people (ICOPE): Guidance for person-centred assessment and pathways in primary care. World Health Organization. Geneva, Switzerland

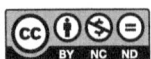

Die Gemeinde in Österreich: Hintergründe und Methoden

4

Alice Edtmayer, Günther Marchner, Thomas Diller
und Petra Plunger

Zusammenfassung

Gemeinden spielen eine zentrale Rolle als Lebens- und Sozialräume, in denen Gesundheit und Gemeinschaft aktiv gestaltet werden können. Im Community Nursing fungiert die Gemeinde als „Arbeitsplatz" der Pflegepersonen. Da sich dieses Setting von den klassischen Tätigkeitsbereichen wie dem Akutbereich oder der stationären und ambulanten Langzeitpflege unterscheidet, gibt der nachfolgende Abschnitt einen Überblick über die Besonderheiten von Gemeinden.

4.1 Gemeinde und Community: Neue lokale Netzwerke als soziale Innovation

Günther Marchner

Viele Aufgaben, die unsere Lebensqualität und Versorgung betreffen, hängen nicht nur von staatlichen Rahmenbedingungen und professionellen Dienstleistungen ab, sondern von lebendigen Gemeinschaften – dies gilt auch für die Gesundheit und für soziale Teilhabe. Dafür spielt die lokale Ebene der Gemeinde, eines Stadtteils, eines Wohnquartiers eine besondere Rolle.

A. Edtmayer (✉) · P. Plunger
Gesundheit Österreich GmbH, Wien, Österreich
E-Mail: alice.edtmayer@goeg.at; petra.plunger@goeg.at

G. Marchner
consalis, Salzburg, Österreich
E-Mail: guenther.marchner@consalis.at

T. Diller
Salzburg, Österreich
E-Mail: office@thomasdiller.com

Community Nursing in Österreich, https://doi.org/10.1007/978-3-662-71838-4_4

Österreichische Gemeinden sind klein und (noch) von traditionellen Gemeinschaften geprägt

Eine Gemeinde als politisch-administrativer Selbstverwaltungskörper ist nicht identisch mit einer „Community", aber Gemeinden brauchen Communitys, d. h. Gemeinschaften als sozial tragende Basis. Darauf verweisen nicht nur traditionelle (in Auflösung befindliche) Gemeinschaftsformen, sondern auch neue Gemeinschaften auf freiwilliger Basis. Die Rückbesinnung auf das Gemeinwesen und Gemeinschaften wird von der politisch-philosophischen Strömung des „Kommunitarismus" propagiert (Rosa und Bohmann 2015), ebenso wird sie von Autoren wie Gerald Hüther thematisiert (Hüther 2013). Im Kern geht es darum, Menschen als soziale Wesen zu begreifen sowie als Bürger:innen, die sich aktiv in einer Gemeinschaft engagieren. Gemeinschaften werden als Bindeglied zwischen Staat und Individuum gesehen. Wenn sich traditionelle Gemeinschaftsformen im Zuge der Modernisierung auflösen, müssen sie unter heutigen Bedingungen neu erfunden werden.

In Österreich sind viele Räume „ländlich" strukturiert, d. h. durch eine niedrige Bevölkerungsdichte und eine niedrige Bevölkerungszahl pro Gemeinde geprägt. Die durchschnittliche Bevölkerungszahl pro Gemeinde (ohne Wien) beträgt in Österreich mit Stand 2023 4238 Einwohner:innen. Von insgesamt 2093 Gemeinden in Österreich haben 1362 Gemeinden unter 2500 Einwohner:innen (Österreichischer Gemeindebund 2023). Auch wenn, wie in der Steiermark, Fusionsprozesse größere und vermeintlich effizientere Verwaltungseinheiten geschaffen haben, bleibt eine kleinteilige Struktur, da größer gewordene Gemeinden stets mehrere kleine Ortschaften umfassen. Die Kleinteiligkeit und Dezentralität von vielen Gemeinden bergen einerseits eine besondere Qualität, andererseits aber auch besondere Herausforderungen für die Infrastruktur, Versorgung und Mobilität. Zu beachten ist allerdings: „Die" Gemeinde gibt es nicht, es gibt unterschiedliche Gemeindetypen. Man kann zwischen touristisch, agrarisch oder industriell geprägten Gemeinden oder zwischen Gemeinden in ländlicher Peripherie und im Umland von Ballungsräumen unterscheiden. Diese Unterschiede beeinflussen die Rahmenbedingungen und das soziale Leben in Gemeinden erheblich. Dominiert in kleinen Gemeinden in ländlich-peripheren Regionen eine tendenziell geschlossene Welt des traditionellen Vereinslebens, so scheinen sich in wachsenden Umlandgemeinden in Ballungsräumen sehr unterschiedliche Milieus und „Parallelgesellschaften" zu bilden.

In vielen ländlichen Gemeinden spielen Vereine eine bedeutsame Rolle. Je kleiner eine Gemeinde, desto intensiver scheinen auch das Vereinsleben und der soziale Zusammenhalt zu sein. Darin werden eine Stärke und ein wichtiger Rückhalt von Gemeinden gesehen. Der hohe Organisationsgrad bezieht sich dabei vor allem auf Blaulichtorganisationen, Sport- und Traditionsvereine. Anfang 2019 gab es in Österreich 124.627 Vereine. Darunter hervorzuheben sind das Rote Kreuz, der Alpenverein, Sportvereine, ca. 1300 Trachten- und Heimatverbände sowie ca. 2000 Blasmusikvereine (DER STANDARD 2019).

Allerdings darf das Bild von Gemeinden mit starkem Gemeinschaftsleben nicht idealisiert und nicht mit einer differenzierten Realität verwechselt werden. Der Prozess von Individualisierung und demografischem Wandel macht auch vor kleinen Gemeinden nicht halt. Jenseits angenommener aktiver Gemeinschaften und starker sozialer Netze prägen ebenso soziale Isolation und Vereinsamung die Situation. Familienstrukturen sind auch in ländlichen Gemeinden im Wandel. Pflegende Angehörige sind immer weniger verfügbar und die Anzahl an Einpersonenhaushalten wächst ebenso wie in städtischen Ballungsräumen. Das Beispiel einer ländlichen Gemeinde in der Obersteiermark – Bad Mitterndorf – zeigt: Der Anteil von Menschen über 65 Jahre an der Gesamtbevölkerung steigt stetig (2019: 23,5 %). Ebenso steigt der Anteil an Einpersonenhaushalten (2018 waren dies 36,1 % aller Haushalte, dabei betrug der Anteil der ab 65-Jährigen 44,5 %, in Zahlen: 360 Personen). Die Bevölkerungsprognose für 2030 geht von einem Anteil der ab 65-Jährigen von 28,8 % aus (Marchner 2021).

Hierarchisch-sektorale Logik versus horizontale Netzwerke
Entgegen dem WHO-Verständnis von Gesundheit (Ottawa-Charta), demzufolge soziale Beziehungen als wesentlicher Gesundheitsfaktor gelten, sind die Bereiche „Gesundheit" und „Soziales" als öffentliche Verwaltungs- und Dienstleistungssektoren in ihrer Organisationsweise und Logik getrennt. Dies hat mit einer hierarchisch-sektoralen Orientierung von Institutionen zu tun. Diese schlägt auch auf der kommunalen Ebene durch, eben dort, wo diese Dimensionen miteinander verbunden gehören: Pflege, Sozialarbeit, Gesundheitsversorgung etc. Programme für lokale Gesundheitsförderung, die Gesundheitskompetenz und soziale Teilhabe als wesentliche Aspekte von Gesundheit begreifen, sind mit der Trennung und den Hürden unserer Gesundheits- und Sozialsysteme konfrontiert.

Ein tendenziell hierarchisch-geschlossenes Denken findet seinen Niederschlag auch in der Organisationsform traditioneller Vereine und Parteien. In diesem Verständnis scheinen engagierte und aktive Bürger:innen, die sich außerhalb dieser Strukturen bewegen, keinen Platz zu finden, so die persönlichen Erfahrungen und Beobachtungen des Autors. Allerdings nimmt vielleicht gerade deswegen die Anzahl jener Menschen ab, die sich von derartigen Organisationsformen von Vereinen und Parteien angezogen fühlen.

Es ist offensichtlich, dass nicht alles, was Menschen brauchen, von Familienangehörigen, von staatlich finanzierten Dienstleisterinnen und Dienstleistern oder von Verwaltungen geleistet werden kann und soll. Es geht auch um die Bedeutung lebendiger Gemeinschaften. Es geht um „horizontal" wirkende lokale Netzwerke und Communitys, die in der Logik von hierarchisch-sektoral agierenden Institutionen oft ignoriert werden. Nicht zuletzt aufgrund der Veränderung von Familienstrukturen und des Mangels an Pflegekräften scheinen neue Gemeinschaften (Nachbarschaftshilfe, Freiwilligenarbeit) wieder an Bedeutung zu gewinnen. Den Kern von Communitys bilden Bürger:innen, die sich freiwillig engagieren. Allerdings braucht es dafür – jenseits traditioneller Organisationsformen – offensichtlich eine neue Idee für freiwilliges Engagement.

Freiwilliges Engagement in traditioneller und neuer Form
Österreich ist als Vereinsland bekannt, es besteht das Bild eines aktiven Vereinslebens in Gemeinden. Allerdings bezieht sich der hohe Organisationsgrad vor allem auf Blaulichtorganisationen, Freizeit- und Sportvereine sowie lokale parteinahe Organisationen. Mit dem gesellschaftlichen Wandel scheint aber auch freiwilliges Engagement

im Umbruch zu stehen, denn die Bindung an Traditionsvereine (wie Parteien) nimmt ab. Nachwuchsprobleme sind überall zu konstatieren, allerdings je nach Typ und Lage einer Gemeinde in unterschiedlicher Weise (auch abhängig von der Führungsqualität ihrer Funktionärinnen und Funktionäre). Wie hoch das Potenzial für freiwilliges Engagement sein kann, zeigen regelmäßig die Hilfsbereitschaft von Menschen und das Engagement von Freiwilligen in Blaulichtorganisationen in Krisensituationen (Hochwasser, sonstige Naturkatastrophen).

Jenseits traditioneller Formen des ehrenamtlichen Engagements gibt es einen wachsenden Bedarf an Freiwilligenarbeit im sozialen Bereich wie zum Beispiel zur Unterstützung älterer und alter Menschen (Stichwort: Besuchsdienste). Es geht dabei um flexiblere und individuellere Formen von Freiwilligenarbeit, wie sie zum Beispiel im Rahmen von „Freiwilligenbörsen" organisiert wird (freiwillig-engagiert. Die Servicestelle für freiwilliges Engagement in Österreich 2024).

Im Hinblick auf die Zukunft von Freiwilligenarbeit sind folgende Aspekte zu beachten:

- Die wachsende Bevölkerungsgruppe der „Baby Boomer"-Generation im Pensionsalter (Best Ager) lässt auf ein großes Potenzial für Freiwilligenarbeit schließen. Erfahrungen, wie zum Beispiel vom Freiwilligennetzwerk Salzburg, zeigen jedoch, dass aus dieser Generation nur zu einem geringen Teil freiwilliges Engagement zu erwarten ist. Beobachtungen aus einem Freiwilligennetzwerk in Salzburg zeigen, dass sich oft jüngere und aktiv im Arbeitsleben Stehende freiwillig engagieren: als Ausgleich zu isolierter Online-Arbeit oder als sinnvoll erscheinende soziale Tätigkeit oder einfach, wenn gut Verdienende der Gesellschaft etwas zurückgeben möchten.
- Freiwilliges Engagement scheint im Umbruch zu sein: Menschen, die sich sozial oder kulturell engagieren, möchten sich spezifisch und temporär, aber ohne „Verpflichtungscharakter" einbringen. Dafür braucht es allerdings entsprechende Rahmenbedingungen und Angebote, die diese Voraussetzungen und Interessen berücksichtigen.
- Genau für diese neuen Bedarfe und für neue Formen an Freiwilligenengagement scheint es noch kein visionäres und zukunftsweisendes Bild und keine entsprechende Kultur in unserer Gesellschaft zu geben, anders als in anderen europäischen Ländern wie zum Beispiel den Niederlanden, in denen Freiwilligenarbeit stärker verankert ist.

Ein neues Verständnis von Gemeinschaft und Community
Welche Infrastruktur und welche Angebote stehen uns in einer Gemeinde zur Verfügung? Wie ist unsere Lebensqualität beschaffen? Welche Beziehungen pflegen wir mit unserem Umfeld? Wie bringen wir uns ein? Wer fühlt sich für das Gemeinwesen bzw. für die Gemeinschaft verantwortlich – jenseits des Staates und professioneller Dienstleistungen?

Diese Fragen rücken lokale Gemeinschaften und ihre Fähigkeiten, als Bindeglied zwischen Haushalten/Individuen und dem Staat zu agieren, wieder stärker in den Fokus. Es geht um Netzwerke und Gemeinschaften, die Menschen in einer Gemeinde bzw. einem Stadtteil miteinander verbinden. Es geht darum, wie die Lebensbedingungen in einer Gemeinde, in einem Wohnquartier oder in einem Stadtteil gestaltet werden.

Dabei scheinen gemeinsam getragene Netzwerke aus öffentlichen Institutionen, Dienstleisterinnen und Dienstleistern sowie aktiven Bürgerinnen und Bürgern entscheidend zu sein. Dazu gehört eine Gemeinde, die Rahmenbedingungen und Infrastrukturen schafft, Angebote fördert und Freiwilligenarbeit unterstützt. Dazu gehören professionelle Leistungsanbieter. Und dazu gehören eben engagierte Bürger:innen.

Das Zusammenwirken dieser Akteurinnen und Akteure – Verwaltung, Dienstleister:innen und Bürger:innen – für eine gute Gestaltung von Lebensqualität und Angeboten vor Ort könnte als zeitgemäße „Community" verstanden werden, daran orientiert sich zum Beispiel das vom Gesundheitsförderungsexperten Thomas Diller formulierte Konzept der „Umsorgenden Gemeinschaft" für ältere und alte Menschen (Diller 2024). Derartige Gemeinschaften schaffen Synergien und sozialen Mehrwert. Sie sind in der Lage, Probleme und Bedarfe besser wahrzunehmen und bessere Lösungen zu schaffen – sei es für Gesundheitsförderung oder allgemein für die Verbesserung von Lebensqualität.

In diesem Sinne geht es auch um soziale Innovation, um ein neues Denken in Sozialräumen und Netzwerken, um neue Formen von freiwilligem Engagement und um neue Kooperationsmodelle zwischen Verwaltung, Dienstleisterinnen und Dienstleistern sowie Bürgerinnen und Bürgern. Themen dafür auf lokaler Ebene gibt es genug. Dies betrifft nicht nur die Gesundheitsförderung, sondern auch andere Felder wie Wohnen, Energie, Infrastruktur, Nahversorgung oder Mobilität.

Beispiele für neue Formen von Engagement, Kooperation und gemeinschaftlicher Selbsthilfe
Neben traditionellen Formen des ehrenamtlichen Engagements in Blaulichtorganisationen und in Traditions-, Sport- und Freizeitvereinen ist auch auf andere Formen hinzuweisen, in denen Engagement, Kooperation und gemeinschaftliche Selbsthilfe eine Rolle spielen:

Die Sozialfigur der „Bürgerinitiative" ist so alt wie das Bürgertum. Aber als explizites Erscheinungsbild tauchte sie in der zweiten Hälfte des 20. Jahrhunderts vor allem in Verbindung mit Protesten gegen die Umweltzerstörung auf. Als politisches Subjekt stehen Bürgerinitiativen gegen den Alleinrepräsentationsanspruch von Parteien und Interessenverbänden. Bürgerinitiativen werden dabei (teils zu Recht) Partikularinteressen vorgeworfen. Als Form der Selbstermächtigung knüpfen Bürgerinitiativen an historische Traditionen der gemeinschaftlichen Selbsthilfe an, wie zum Beispiel der Genossenschaftsbewegung oder der Gewerkschaftsbewegung. Die Figur der selbst ermächtigten Bürger:innen findet ihren Niederschlag auch im Slogan „Betroffene zu Beteiligten machen", wie ihn das Modell der Zukunftswerkstätten formulierte (Jungk und Müllert 1989). Ohne die Geschichte der Bürgerinitiativen der letzten Jahrzehnte würde es auch die formalisierte Form der „Bürgerbeteiligung" in Verfahren wie Leitbild- und Strategieprozessen auf kommunaler Ebene wohl nicht geben.

Die Geschichte der sogenannten „eigenständigen Regionalentwicklung", die in peripheren ländlichen Regionen in Österreich seit den 1980er-Jahren innovative

Anstöße gab, war und ist von Menschen geprägt, die vor dem Hintergrund krisenhafter Entwicklungen nach Alternativen und neuen Wegen suchen. Dazu zählten Landwirtinnen und Landwirte in Berggebieten, die Strategien entwickelten, um ihre Betriebe aufrecht zu erhalten, „sanfter" Tourismus oder die Erfindung der „erneuerbaren Energie". Viele dieser Projekte waren und sind Ausdruck einer besonderen Mischung aus zivilgesellschaftlichem Engagement, Entrepreneurship und gemeinschaftlicher Selbsthilfe (Marchner 2016; Waldert 1992). Diese Bewegung führt nicht zuletzt dazu, dass Zukunftsbilder von Regionen neu erzählt wurden, davon zeugt zum Beispiel die Erfindung des südoststeirischen „Vulkanlandes". Zu dieser Geschichte der Selbstermächtigung gegen Apathie und Resignation kann auch das Beispiel der Gemeinde Steinbach an der Steyr gezählt werden, die nach einer massiven Strukturkrise der traditionellen Industriebetriebe völlig neue Wege für wirtschaftliche und kommunale Belebung und für eine politische Kultur beschritten hat (da Hog'n. Onlinemagazin ausm Woid 2012).

Die Entwicklung der obersteirischen Kleingemeinde Stanz im Mürztal kann als ein Beispiel für soziale Innovation auf traditioneller Basis verstanden werden: Eine Bürgerbewegung gegen eine geplante Fusionierung, die den Verlust wichtiger Einrichtungen (Apotheke usw.) bedeutet hätte, führte zum Erhalt der Gemeindeautonomie. Eine darauffolgende Gemeindepolitik, basierend auf breiter Bürgerbeteiligung, startete eine Reihe bemerkenswerter Initiativen (Energiegenossenschaft, gemeinschaftlicher Taxidienst etc.). Der langjährige Bürgermeister begreift diesen Ansatz als „Gegenpol zu einer Klientel- und Inszenierungspolitik, die die Bürger von der Politik wegtreibt" (Pichler 2024).

Eine Form der kommunal- und sozialpolitischen Initiative bilden die „Bewohnerservices" in der Stadt Salzburg: Ursprünglich „nur" als Beratungsstellen gedacht, entwickelten sich diese Stellen zu wichtigen Knotenpunkten und Anlaufstellen für soziale Themen im Stadtteil. Manche Stellen wurden um Seniorencafés, Bildungs- und Gesundheitsangebote und Freiwilligenarbeit erweitert. Das Projekt „Umsorgende Gemeinschaft" dockte mit seinem Fokus auf Gesundheitsförderung und soziale Teilhabe von älteren und alten Menschen unmittelbar an die Bewohnerservices an (Stadt Salzburg 2024).

Community Building als Prozess: Die Verankerung von Community Nursing in Gemeinden

Im Rahmen der Vernetzungs- und Weiterbildungsangebote für Community-Nursing-Projekte zwischen 2023 und 2024 (Praxisdialoge Community Nursing und Gesundheitsförderung 2024) stand im Besonderen die Frage der Wirksamkeit von Community Nursing im Mittelpunkt. Dabei erweist sich gerade die Verankerung in Gemeinden als besonderer Faktor.

Für ein erfolgreiches Community Nursing spielt eine Vielzahl an Faktoren eine Rolle:

- eine gute Verankerung und Anbindung an die Gemeinde, zum Beispiel indem die Gemeinde eine Infrastruktur, vor allem eine attraktive zentrale Anlaufstelle, zur Verfügung stellt und indem es zwischen Community Nurses und Gemeinde (Bürgermeister:in, zuständiger Ausschuss) einen regelmäßigen Austausch gibt

- die Verankerung in bestehenden Strukturen im Sozial- und Gesundheitsbereich; dies reicht von der Verankerung in einem Begegnungszentrum in einem Stadtteil oder in einem Seniorentreff einer Gemeinde bis zur Anbindung an eine Primärversorgungseinheit.
- die Vernetzung mit allen „Stakeholderinnen und Stakeholdern" im Umfeld: Dazu zählen Ärztinnen und Ärzte, Sozialdienste, Pflegedienste, das Entlassungsmanagement von Krankenhäusern ebenso wie Traditionsvereine oder neu gegründete Sozialvereine bzw. Freiwilligennetzwerke.
- Im Community Nursing spielt gerade der Netzwerkgedanke eine bedeutende Rolle, Bürgermeister:innen sehen die Rolle von Community Nurses in der Stärkung des sozialen Netzes einer Gemeinde, als „Anlaufstelle" und „Pfeiler" für Gesundheitsförderung und Prävention.
- Entsprechend der Sozialraum- und Netzwerkorientierung von Community Nursing ist der Zugang zu den Zielgruppen (Familien, pflegende Angehörige, ältere/alte Menschen etc.) vielfältig. Die Palette reicht von der Nutzung aller verfügbaren lokalen Medien (Gemeindezeitung, Postwurf, Social Media) über Mundpropaganda und persönliche Kontakt, die Präsenz in Einrichtungen und Vereinen, die Vernetzung mit Stakeholderinnen und Stakeholdern bis hin zu der Gestaltung eigener Formate (Vorträge, Workshops, Gesundheitstag, Stammtische), direkten Andockmöglichkeiten (Sprechstunden, Notruftelefon) und präventiven Hausbesuchen.

4.2 Die den alten Menschen gerechte Gemeinde

Thomas Diller

Heute ist schon jede fünfte Österreicherin bzw. jeder fünfte Österreicher über 65 Jahre alt, jede:r Zwanzigste über 80. In 25 Jahren wird jede vierte Österreicherin bzw. jeder vierte Österreicher älter als 65 sein, jede:r Zehnte sogar älter als 80 (Statistik Austria 2023). Die Gemeinschaft muss sich darauf einstellen, damit sie der stark wachsenden Zahl an alten Menschen gerecht wird. Vorab eine begriffliche Eingrenzung:

- Unter *gerecht* ist im Sinne sozialer Gerechtigkeit zu verstehen, dass die alten Menschen ein selbstbestimmtes Leben führen und an der Gesellschaft teilhaben können.
- Die Bevölkerungsgruppe der *alten Menschen* eint ihr hohes Alter, ansonsten erweist sie sich als äußerst heterogen (WHO 2016).
- Die Vielfalt im Alter ist vor allem eine Folge des physischen und sozialen Umfelds. Dazu gehören die Wohnungen, Wohnviertel und Gemeinschaften, in denen die Menschen leben und die sich direkt sowie über Barrieren oder Anreize, die die Chancen, Entscheidungen und Verhaltensweisen der Menschen beeinflussen, auf deren Gesundheit auswirken (WHO 2016). Der *Gemeinde*, als politisch geführte kommunale Einheit, kommt dabei aufgrund ihrer Nähe zu den alten Menschen und deren unmittelbaren Lebensbedingungen eine besondere Bedeutung zu.

Was muss in einer Gemeinde gewährleistet sein, damit sie als Gemeinschaft den alten Menschen gerecht wird? Der in weiterer Folge dargestellte Kriterienkatalog bietet Anhalt für die Bewertung des in der Gemeinde bereits Erreichten und Orientierung für (weitere) zu setzende Initiativen. Aus der Perspektive der Gesundheitsförderung werden Themenfelder aufgezeigt, die eine Gemeinde für ihre alten Mitbürger:innen gestalten muss, damit die alten Menschen so lange wie möglich ein selbstbestimmtes Leben führen und an der Gemeinschaft teilhaben können. Entsprechend dem Capabilty Approach (Nussbaum 2015) braucht es dazu die Förderung der in den Menschen ruhenden Fähigkeiten sowie die Gestaltung des politischen, gesellschaftlichen und wirtschaftlichen Umfelds der Menschen, das ihnen Freiheiten und Möglichkeiten zum Handeln eröffnet – somit mehr als die Versorgung auftretender Notlagen alter Menschen.Gestaltungfelder sind die die (alten) Menschen in der Gemeinde umgebenden Verhältnisse, entsprechend den Ansätzen von altersfreundlichen Gemeinden (Gerontologie CH 2021; WHO 2007). Es bedarf aber zusätzlich einer Kultur des Füreinandersorgens und der gegenseitigen Unterstützung – die Gemeinde als Caring Community. Die Ausgestaltung einer solchen sorgenden Gemeinschaft prägen drei soziale Ebenen (Zängl 2020):

- das Individuum als autonomes Subjekt
- die Gemeinschaft der Menschen, die Zivilgesellschaft
- die politisch Verantwortlichen samt der ihnen untergeordneten Verwaltung

Wenngleich die politischen Akteurinnen und Akteure der Gemeinde mit ihrer Gestaltungsmacht und der Verfügung über die Ressourcen die größte Verantwortung trifft, sind auch die (alten) Menschen als autonome Subjekte und die Gemeinschaft der Bürger:innen in der Gemeinde gefordert. Im Zusammenspiel entsteht die den alten Menschen gerechte Gemeinde.

Kriterienkatalog

Der Kriterienkatalog gliedert sich entsprechend den obigen Überlegungen in vier Gestaltungsebenen: der alte Mensch als autonomes Subjekt in der Gemeinde, die Gemeinschaft der Bürger:innen in der Gemeinde, die Politik und öffentliche Verwaltung der Gemeinde und die Lebensbedingungen in der Gemeinde.

Für jede Ebene finden sich Kriterien, anhand derer bereits erzielte Fortschritte auf dem Weg zu einer „Alten Menschen gerechten Gemeinde" eingeschätzt werden können. Zu jedem Kriterium sind Ansatzpunkte angeführt, die das Kriterium beispielhaft erläutern, Orientierung für zu setzende Initiativen geben und Indikatoren für Erreichtes darstellen.

Selbstbestimmte autonome alte Menschen in Bezogenheit zur Gemeinde In einer den alten Menschen gerechten Gemeinde nehmen die alten Menschen eine aktive Rolle ein, der Fokus liegt nicht primär auf dem, was sie brauchen, sondern auf dem, was sie wollen, was sie dafür tun und wie sie dabei unterstützt werden können (Hinte 2020). Voraussetzung sind ausreichende Kompetenzen, die sich aus dem Zusammenspiel von Wissen und Fertigkeiten, Motivation und Volition sowie persönlichen Werten, wie insbesondere der Bereitschaft, Verantwortung zu übernehmen, speisen (Bitzer und Spörhase 2015). Durch Anerkennung erleben sich die alten Menschen als autonome Subjekte in der Gemeinde, Voraussetzung für die Partizipation (Honneth 2018). Durch Angebote zur Stärkung der Resilienz und für den fürsorglichen Umgang mit dem durch das zunehmende Lebensalter geforderten Körper und Geist werden die Fähigkeiten zu einem selbstbestimmten Leben und zur Mitwirkung in der Gemeinschaft gepflegt.

- Anerkennung der alten Menschen
  - Die Gemeinde sieht und hört Anliegen, Bedarfe und das Ausmaß des Wohlergehens der alten Menschen.
  - Die alten Menschen haben und leben Mitbestimmungsrechte in der Gemeinde, über das Wahlrecht hinausgehend.
  - Die alten Menschen erfahren soziale Würdigung, ihrer Diskriminierung und eventuell der Gewalt gegen sie wird entgegengewirkt.
- soziale Teilhabe der alten Menschen
  - Die alten Mitbürger:innen nehmen sozial teil, unabhängig von ihren persönlichen Möglichkeiten aufgrund von Geschlecht, Ressourcen (ökonomisch, sozial, kulturell, gesundheitlich) oder Nationalität.
  - Veranstaltungen und Aktivitäten sind für alte Menschen zugänglich (Ort, Leistbarkeit, Bewerbung, Bekanntheit).
  - Beschäftigungsmöglichkeiten für ältere und alte Mitbürger:innen werden gefördert, alle älteren und alten Menschen werden zur Teilnahme eingeladen.
  - Die Mobilität der alten Menschen ist gewährleistet.
- Wirken für Gesunderhaltung und Resilienz
  - Die Fähigkeiten der alten Menschen zur Selbstorganisation und zur Bewältigung der mit dem Altern einhergehenden Einschränkungen werden gestärkt und unterstützt.
  - Stürzen alter Menschen wird durch die Beseitigung sturzverursachender Barrieren und durch die Förderung ihrer körperlichen Fitness vorgebeugt.
  - Die älteren und alten Menschen nutzen eine breite Palette an Angeboten zur Krankheitsprävention.

Sich engagierende Zivilgesellschaft Die Bürger:innen sorgen sich um ihre alten Mitbürger:innen, stehen diesen bei und für ein selbstbestimmtes Leben fördernd zur Seite. Dies erfolgt unmittelbar oder mittelbar über die Mitwirkung in Initiativen, Zusammenschlüssen oder zivilgesellschaftlichen Institutionen. Insbesondere ältere Mitbürger:innen finden nach dem Ende der Berufstätigkeit soziale Teilhabe und stärken durch ihr Wirken für alte Menschen ihre Kompetenzen, um mit den mit zunehmendem Lebensalter einhergehenden Herausforderungen umgehen zu können. Durch die Sorge für- und miteinander schaffen und leben die Bürger:innen die Gemeinschaft in der Gemeinde. Das zivilgesellschaftliche Engagement ersetzt nicht die Verantwortung und das Wirken der politisch geführten Gemeinde, vielmehr ist es an Letzterer, dafür Ressourcen zur Verfügung zu stellen, verbindend, unterstützend und qualitätssichernd zur Seite zu stehen.

- Sorgehaltung in der Gemeinschaft der Gemeinde
  - Bürger:innen sind den Bedürfnissen ihrer alten Mitbürger:innen gegenüber aufmerksam und versuchen sie so zu verstehen, wie sie von diesen formuliert werden.
  - Bürger:innen übernehmen (gemeinsam) Verantwortung für andere und für die Ergebnisse von Handlungen.
  - Bürger:innen schaffen und erhalten die Gemeinschaft mittels der gemeinsamen Sorge füreinander (insbesondere für hilfsbedürftige Mitbürger:innen) und mittels wichtiger Felder für die Gemeinschaft (Umwelt, Lebensraum, Kultur etc.)
- Zusammenarbeit und Vernetzung
  - Institutionen (z. B. Pfarren oder Vereine) kreieren und pflegen soziale Netzwerke zur Förderung und Unterstützung alter Menschen in der Gemeinde.
  - Nachbarschaften organisieren sich für gegenseitige Hilfestellung, insbesondere für hilfsbedürftige alte Mitbürger:innen.
  - Bürger:innen organisieren sich selbst in Initiativen zur altersfreundlichen Gestaltung der Lebenswelt in der Gemeinde.
  - Die Institutionen und Initiativen sind vernetzt und profitieren voneinander, in der Gemeinde sind sie in die Entscheidungsprozesse einbezogen.
- Förderung durch die politisch geführte Gemeinde
  - Die Gemeinde stellt Ressourcen (Räumlichkeiten, finanzielle Mittel, Medien u. a. m.) bereit, engagierte Freiwillige sind abgesichert (Versicherung).
  - Die Gemeinde unterstützt durch kompetente Begleitung die Etablierung, Selbstorganisation und Vernetzung, sichert die Qualität und stellt Umsetzungswissen bereit.
  - Die Gemeinde koordiniert das zivilgesellschaftliche Engagement und die professionellen Versorgungsleistungen, wobei Ehrenamt die professionelle Leistungserbringung nicht ersetzt.
  - Die Gemeinde stärkt den sozialen generationenübergreifenden Zusammenhalt.

Aktive, politisch geführte Gemeinde Der Gebietskörperschaft Gemeinde sind vom Gesetzgeber nur beschränkt Gestaltungsrechte bezüglich alter Menschen zuerkannt, die verfügbaren finanziellen Mittel sind sehr begrenzt. Aus der Vertrautheit mit den Lebensumständen der alten Menschen erwächst ihr jedoch die Verantwortung, durch die demokratische Wahl der politischen Vertreter:innen die Legitimität. Die politisch geführte Gemeinde muss die Verantwortung für die alten Mitbürger:innen annehmen und verbindlich festlegen, durch welche Maßnahmen sie grundsätzlich und langfristig ihr nachkommen will. Das beinhaltet auch die politische Verortung der Verantwortung und die Schaffung von Strukturen in der Gemeindeverwaltung, die das eigene Wirken fachlich wie personell ermöglichen und das zivilgesellschaftliche Engagement fördern.

- explizites Commitment
  - Ein Leitbild trägt die Aktivitäten der Gemeinde und ihrer Bevölkerung für die alten Mitbürger:innen.

- Die Anstrengungen der Gemeinde für ihre alten Mitbürger:innen folgen einem langfristigen Plan.
- Die Agenda ist politisch verantwortlich verankert. Ein Budget ist bereitgestellt.
- kommunales Management
  - In der Gemeinde sind Strukturen und Prozesse zum Management der Herausforderungen des Alter(n)s der Bevölkerung etabliert.
  - Sozialarbeitskompetenz für die Sozialraumentwicklung und Pflegefachkompetenz für die vertrauensvolle Begleitung der alten Menschen bei den sich ihnen stellenden Herausforderungen sind in der Gemeinde personell verankert und wirken gemeinsam.
  - Die Gemeinde beobachtet systematisch die Entwicklungen betreffend die alten Mitbürger:innen (Monitoring), überblickt vorhandene Angebote, vernetzt und koordiniert, sichert Qualität und schließt Lücken.
  - Die Gemeinde informiert altersgerecht über unterschiedliche Kommunikationswege alle alten Mitbürger:innen über Neuigkeiten, Aktivitäten und Möglichkeiten in der Gemeinde.

Alten Menschen gerechte Lebensbedingungen Die Lebensbedingungen in der Gemeinde werden ihren alten Mitbürgerinnen und Mitbürgern gerecht, wenn sie diesen Möglichkeiten bieten, ihr Leben möglichst lange selbstbestimmt und sinnstiftend zu gestalten. Der große Vorteil dabei: Die Optimierungen für alte Menschen stiften Nutzen für alle Bürger:innen.

- Versorgung bei Krankheit und Gebrechen
  - Die Verfügbarkeit von ausreichend personellen Ressourcen für die Pflege oder Betreuung der alten Mitbürger:innen und ihrer Familien ist gesichert.
  - Alten Menschen stehen Unterstützungsleistungen bei akutem Bedarf zur Verfügung.
  - Alten Menschen stehen Unterstützungsleistungen bei langfristigem Bedarf zur Verfügung.
  - Sterbebegleitung steht den Menschen und ihren Familien in der letzten Lebensphase zur Seite.
  - Die medizinische Primärversorgung ist in der Gemeinde sichergestellt.
  - Der Umgang mit spezifischen Erkrankungen (Demenz, Diabetes etc.) wird auf individueller und kommunaler Ebene gemanagt.
- altersadäquates Wohnen
  - Das Wohnen ist in der Gemeinde leistbar; das umfasst Mietkosten, Dienstleistungskosten für Instandhaltung und Energieeffizienz.
  - Unterschiedliche Wohnangebote decken den sich mit dem Altern verändernden Wohnbedarf ab.
  - Für alte Menschen, die nicht mehr in ihrem ursprünglichen Zuhause leben können/wollen, ist vorgesorgt.
- altersfreundliche öffentliche Räume und Gebäude
  - Ein zentraler Ort der Kommunikation, Beschäftigung und Sorge steht den Menschen in der Gemeinde zur Verfügung, generationenübergreifend.

- Die Bedingungen in der Gemeinde sind der Fortbewegung alter Menschen im öffentlichen Raum förderlich (Gehsteige, Straßenübergänge, Vorrang der Fußgänger:innen u. a. m.).
- Die Bedingungen in der Gemeinde sind dem Aufenthalt alter Menschen im öffentlichen Raum förderlich (Grünflächen, Sitzgelegenheiten, öffentliche Toiletten, Sicherheit u. a. m.).
- Öffentliche Gebäude sind für alte Menschen leicht zugänglich (barrierefrei, Sitzplätze, Toiletten, Beschilderung u. a. m.).
- Klimaanpassung
  - Die Gemeinde ist auf extreme Naturereignisse (Starkregen, Sturm, Überschwemmungen) vorbereitet, insbesondere auch hinsichtlich des Schutzes alter Menschen.
  - Hinsichtlich der zunehmenden Hitze sind für alte Menschen Vorkehrungen getroffen (Beschattung, kühle Räume, Trinkwasserbrunnen, Begrünung versiegelter Flächen/Gebäude u. a. m.).
- dienlicher Verkehr
  - Öffentliche Verkehrsmittel stehen zur Verfügung und sind altersfreundlich gestaltet (Fahrzeuge, wohnortnahe Haltestellen, Personal, Fahrpläne, leistbar u. a. m.).
  - Taxidienste sind verfügbar und in der Servicierung alter Menschen geschult.
  - Transporte zu Gemeinschaftsaktionen oder -orten in der Gemeinde werden organisiert.
- Alltagsversorgung
  - Geschäfte der Alltagsversorgung (Lebensmittel, Apotheken, Banken, Post u. a. m.) sind für alte Menschen zu den Öffnungszeiten erreichbar, zugänglich und nutzbar (Unterstützung bei Digitalem).
  - Für sozial bedürftige alte Menschen gibt es spezielle Angebote (z. B. Tafeln).
- ausreichende Kommunikation und Information
  - Regelmäßige und zuverlässige Informationen erreichen die alten Mitbürger:innen.
  - Gedruckte Informationen sind gut lesbar und in einfacher Sprache.
  - Von sozialer Isolation Bedrohte werden von vertrauenswürdigen Personen persönlich kontaktiert.
  - Möglichkeiten der mündlichen Kommunikation sind erhalten.

Der Kriterienkatalog eröffnet die Chance der Reflexion über die aktuelle Ausrichtung der Gemeinde auf ihre alten Mitbürger:innen. Indem bei jedem einzelnen Ansatzpunkt beurteilt wird, ob dieser Thema ist, es dazu erste Ideen oder schon Fortschritte gibt oder er vollständig erreicht ist, entsteht ein Bild über die Stärken und Schwächen des Wirkens. Darauf aufbauend lässt sich das weitere Vorgehen planen und das Vorankommen beobachten.

Optimalerweise erfolgen die Bewertung des Erreichten und die Planung der nächsten Schritte unter Einbindung der alten Menschen und der sich engagierenden Zivilgesellschaft. Die Vorgehensweise wird von Gemeinde zu Gemeinde unterschiedlich sein, geschuldet der Heterogenität der Menschen, der Vielfalt an möglichen Initiativen der Zivilgesellschaft sowie den Potenzialen und Ressourcen der Gemeinde. Die „Alten Menschen gerechte Gemeinde" ist Kompass für das systematische gemeinsame Arbeiten für die Freiheiten und Möglichkeiten der alten Mitbürger:innen.

4.3 Caring Communities als Impulsgeberinnen für Community Nursing

Petra Plunger

Dieser Beitrag beschäftigt sich mit der Frage, welche Entwicklungsmöglichkeiten sich für Community Nursing durch eine Auseinandersetzung mit Caring Communities ergeben könnten. Welche zentralen Perspektiven und Zielsetzungen vertreten Caring Communities, welche Umsetzungserfahrungen zu Caring Communities gibt es in Österreich und welche Entwicklungsperspektiven ergeben sich auf dieser Basis für Community Nursing?

Perspektiven und Zielsetzungen von Caring Communities
Caring Communities heben die Bedeutung einer allgemeinen Sorgeorientierung, -verantwortlichkeit und von wechselseitiger Sorge mit dem Ziel, ein gutes Leben für alle zu gewährleisten, hervor und gehen der Frage nach, wie Menschen gemeinschaftlich vor Ort (im Dorf, im Stadtteil) gut füreinander sorgen können (vgl. (Tronto 2013)). Im Kontext der Schweizer Caring Communities wurde eine Definition von Caring Communities erarbeitet: „Unter einer Caring Community verstehen wir eine Gemeinschaft in einem Quartier, einer Gemeinde oder einer Region, in der Menschen füreinander sorgen und sich gegenseitig unterstützen. Jeder nimmt und gibt etwas, gemeinsam übernimmt man Verantwortung für soziale Aufgaben" (Zängl 2020, S. 1). Das Zusammenleben auf Augenhöhe in Netzwerken von Beziehungen, geteilte Verantwortlichkeit, Partizipation aller Beteiligten, eine lokale Orientierung – auf Gemeinden und Stadtteile fokussiert – und fließende Übergänge zwischen öffentlich und privat, professionelle Versorgung und Sorge werden als weitere wesentliche Charakteristika von Caring Communities beschrieben (Zängl 2020).

Caring Communities stoßen eine partizipative Gestaltung der Lebensverhältnisse an und ermöglichen damit eine Perspektivenvielfalt, die auch marginalisierte Erfahrungen sichtbar macht. Somit stehen sie auch in kritischer Auseinandersetzung zu Vorstellungen einer homogenen Gemeinschaft im lokalen Kontext (MacQueen et al. 2001). Es gilt, Beteiligungsmöglichkeiten zu entwickeln, die abhängig von unterschiedlichen Bedarfen als angemessen erlebt werden und vulnerable Gruppen einschließen, und Ressourcen sowie soziale Unterstützung, Wissen und Informationen sichtbar zu machen, anzuerkennen und weiterzuentwickeln, damit sie für alle nutzbar sind (Heimerl et al. 2018). Insbesondere soll durch Anerkennung und Würdigung bestehender Sorgebeziehungen sowie durch eine angemessene Verteilung von Ressourcen Chancengerechtigkeit gefördert sowie vermieden werden, dass Ungleichheiten im Hinblick auf Sorgeverantwortung und Gender bzw. sozioökonomischen Status reproduziert bzw. verschärft werden (Fraser und Honneth 2003; Tronto 2013).

Caring Communities können in diesem Zusammenhang als sozialräumliche Umwelten, als ein Netzwerk von An- und Zugehörigen, Freundinnen und Freunden, Bekannten, Nachbarinnen und Nachbarn sowie Angehörigen unterschiedlicher Berufsgruppen aus dem Gesundheits- und Sozialbereich, aber auch von Nahversorgern, Mobilitätsanbietern und weiteren Organisationen im kommunalen Setting gesehen werden, die Selbstverantwortung, Gestaltungsfähigkeiten und das Gefühl der allgemeinen Zugehörigkeit unterstützen und stärken, und zwar nicht nur auf der Ebene der Beziehungen zwischen Personen, sondern auch auf der Ebene der Institutionen. Damit wirken sie einer Fokussierung auf Defizite und Pathologien sowie einer Infragestellung der sozialen Bezogenheit von vulnerablen Personen sowie fehlender Unterstützung entgegen (Kruse 2018, S. 43).

Caring Communities in Österreich

In den letzten Jahren sind in Österreich, ausgehend von Entwicklungen v. a. in der Schweiz (siehe Netzwerk Caring Communities), Caring-Communities-Initiativen und -Projekte entstanden. Beispielhaft seien zwei Initiativen genannt, die sich der Entwicklung und Verbreitung von Caring Communities in Österreich widmeten: Die Initiative „Auf gesunde Nachbarschaft!" förderte und begleitete Projekte, die sich der Entwicklung von Caring Communities widmeten. Diese wurden in regionalen Settings im städtischen und ländlichen Raum umgesetzt und widmeten sich Fragen der Sorge für und mit älteren Menschen und vulnerablen Gruppen (z. B. Menschen mit Demenz, hochaltrige Menschen, Menschen, die in prekären ökonomischen Verhältnissen leben). Zudem wurden neue Settings wie Bauernhöfe erschlossen und Kooperationen aufgebaut. Das Open Innovation in Science Lab „Caring Communities for Future" förderte und begleitete entlang des Konzepts der „Open Innovation in Science" fünf transdisziplinäre partizipative Forschungsprojekte in den Bereichen Gesundheitsförderung, Pflege und Raumplanung. Insbesondere die in diesem Rahmen entwickelten Methoden und die Erfahrungen mit der Unterstützung durch Peer Learning können für die weitere Entwicklung von Caring Communities genutzt werden (Vana et al. 2024).

Neben diesen beiden exemplarischen Initiativen haben weitere Projekte den Gedanken der Caring Communities aufgenommen, vor allem im Rahmen der kommunalen Gesundheitsförderung. Hier zeigt sich, dass das Konzept der Caring Communities einige Überschneidungen mit dem Ansatz der kommunalen Gesundheitsförderung aufweist, wenn es um Teilhabechancen für alle, zivilgesellschaftliches Engagement, die Gestaltung des Lebensumfelds, eine sozialräumliche Orientierung und den Settingbezug geht. Auf Basis langjähriger Umsetzungserfahrungen entwickelte Ressourcen und Kapazitäten der kommunalen Gesundheitsförderung, wie Wissensbestände und Netzwerke, sind auch für die Entwicklung von Caring Communities in Österreich nutzbar. Kommunale Gesundheitsförderung wiederum profitiert vom Konzept einer allgemeinen Sorgekultur, die im Rahmen von Caring Communities weiterentwickelt wird (Plunger et al. 2023, S. 6).

Entwicklungsperspektiven für Community Nursing

Im Rahmen von Community Nursing können Caring Communities Entwicklungen auf zwei Ebenen anstoßen:

Auf Ebene der Praxis bzw. Umsetzung können entwickelte Strukturen, Netzwerke und Wissensbestände von Caring Communities und auch von kommunaler Gesundheitsförderung die Weiterentwicklung von Community Nursing in Österreich unterstützen. Dies kann z. B. durch gemeinsame Fortbildungen, Wissensaustausch und in Form von Peer Support passieren. Auf konzeptueller Ebene wird im Rahmen von Caring Communities eine sozial- und zivilgesellschaftlich gefasste Auseinandersetzung rund um die Fragestellung, was ein gutes Leben für alle und eine umfassende Sorgeorientierung bedeuten könnten, geführt. Für Community Nursing eröffnet sich damit die Möglichkeit einer wertschätzend-kritischen Reflexion der Community Nursing zugrunde liegenden Ansätze und Konzepte (Costa und Kallick 1993; Maio 2016). Joan Trontos (Tronto 1993) Konzeption der Phasen von Care und der zugrunde liegenden Ethik als Verbindung von Haltung und Handlung kann hier als Reflexionsfolie dienen: caring about – das Erkennen von Bedürfnissen und die damit verbundene Aufmerksamkeit; taking care of – die Bereitschaft, auf das Bedürfnis zu reagieren, und die damit verbundene Verantwortlichkeit; care giving – die unmittelbare Handlung der Pflege und Sorge, die mit Kompetenz verbunden ist; care receiving – die Reaktion der gepflegten/ver- bzw. umsorgten Person auf diese Handlung, die in Resonanz geht.

Das Konzept der Sorgekultur, wie es in Caring Communities gelebt wird, stellt somit eine wertvolle Erweiterung der Konzepte von Community Nursing dar, indem es gesellschaftliche Entwicklungen in den Blick nimmt und nach der Bedeutung dieser Entwicklungen für die Theorie und Praxis von Community Nursing fragt.

Wichtige Entwicklungsperspektiven für Caring Communities, die auch für Community Nursing fruchtbar sein können, werden in diesem Zusammenhang Fragen der (Geschlechter-)Gerechtigkeit sein, und damit zusammenhängend Fragen der geteilten Sorgeverantwortung und Verteilung von Sorgearbeit. Caring Communities können als emanzipatorische Praktiken zur Gewinnung von mehr Teilhabe und Selbstbestimmung gelesen werden (Laufenberg 2018). Es mehren sich aber auch Stimmen, die auf das kompensatorische Potenzial von vorwiegend von Freiwilligen getragenen Initiativen hinweisen und vor einem Rückzug des Sozialstaats warnen (Van Dyk und Haubner 2019). Um diesen Herausforderungen zu begegnen, bedarf es einer breiten gesellschaftlichen Auseinandersetzung rund um Fragen der guten und gerechten Sorge für alle, sowohl im Kontext der Caring Communities als auch im Hinblick auf die Weiterentwicklung von Community Nursing und einer engen Verbindung von Praxis (-erfahrungen) und konzeptuell-theoretischer Entwicklung.

Literatur

Bitzer, Eva-Maria; Spörhase, Ulrike (2015): Was macht Menschen gesundheitskompetent? Kompetenzerwerb aus pädagogischer und Public Health-Perspektive. In: Health Literacy/Gesundheitsförderung – Wissenschaftliche Definitionen, empirische Befunde und gesellschaftlicher Nutzen. Hg. v. Bundeszentrale für gesundheitliche Aufklärung (BZgA), Köln: 39–21
Costa, Arthur L; Kallick, Bena (1993): Through the lens of a critical friend. In: Educational leadership 51/2:49–49
da Hog'n. Onlinemagazin ausm Woid (2012): Der Steinbacher Weg: Nachhaltiges Erfolgsmodell für das Leben auf dem Land [Online]. Hörhammer und Weigerstorfer GbR. https://www.hogn.de/2012/09/24/1-da-hogn-geht-um/steinbacher-weg-karl-sieghartsleitner-steyr-nachhaltigkeit-agenda-21/11120 [Zugriff am 15.11.2024]

DER STANDARD (2019): Vereine von Musik bis Sport: Vielvereintes Österreich! [Online]. STAN-DARD Verlagsgesellschaft m.b.H. 2024. https://www.derstandard.at/story/2000109784689/vereine-von-musik-bis-sport-vielvereintes-oesterreich [Zugriff am 15.11.2024]

Diller, Thomas (2024): Umsorgende Gemeinsschaft: UG Doku: UG-Modell [Online]. https://www.umsorgendegemeinschaft.at/?page_id=548 [Zugriff am 05.12.2024]

Fraser, Nancy; Honneth, Axel (2003): Umverteilung oder Anerkennung? Eine politisch-philosophische Kontroverse. Suhrkamp Verlag, Frankfurt am Main

freiwillig-engagiert. Die Servicestelle für freiwilliges Engagement in Österreich (2024): Österreichs Freiwilligenbörsen im Überblick [Online]. für uns – Zentrum für Zivilgesellschaft. https://www.freiwillig-engagiert.at/freiwilligenboersen-in-%C3%B6sterreich [Zugriff am 15.11.2024]

Gerontologie CH (2021): Fragebogen altersfreundliche Gemeinde [Online]. Gerontologie CH. https://altersfreundliche-gemeinde.ch/fileadmin/redaktion/dokumente/Fragebogen/A4_Fragebogen_dt_210302.pdf [Zugriff am 28.11.2024]

Heimerl Katharina, Plunger Petra, Zechner Elisa, Wegleitner Klaus (2018): ‚Sorgende Gemeinden' – Demenzfreundliche Kommunen. Ansätze für eine gemeinsame Gestaltung gerechter Lebensbedingungen im Alter. In: Fonds Gesundes Österreich (Hg.): Faire Chancen gesund zu altern. Wien: FGÖ, 193–204

Hinte, Wolfgang (2020): Original oder Karaoke – was kennzeichnet das Fachkonzept Sozialraum-orientierung. In: Sozialraumorientierung 40. Hg. v. Roland Fürst, Wolfgang Hinte, Facultas Verlags- und Buchhandels AG: 26–11

Honneth, Axel (2018): Kampf um Anerkennung. 10. Aufl., Suhrkamp, Frankfurt/Main

Hüther, Gerald (2013): Kommunale Intelligenz: Potenzialentfaltung in Städten und Gemeinden. Die Werkstatt Verlagsauslieferung, Hamburg

Jungk, Robert; Müllert, Norbert R. (1989): Zukunftswerkstätten: Mit Phantasie gegen Routine und Resignation. Heyne, München

Kruse, Andreas (2018): Sorge bei Demenz. In: Kulturen der Sorge Wie unsere Gesellschaft ein Leben mit Demenz ermöglichen kann. Hg. v. Harm-Peer Zimmermann, Campus Verlag, Frankfurt/New York 68–39

Laufenberg, Mike (2018): Sorgende Gemeinschaften? Demenzfreundliche Kommunen zwischen sozialstaatlichem Sparmodell und Emanzipationsgewinn. In: Sub\urban: Zeitschrift für kritische Stadtforschung 6/1:77–96

MacQueen, Kathleen M; McLellan, Eleanor; Metzger, David S; Kegeles, Susan; Strauss, Ronald P; Scotti, Roseanne; Blanchard, Lynn; Trotter, Robert T (2001): What is community? An evidence-based definition for participatory public health. In: American journal of public health 91/12:1929–1938

Maio, Giovanni (2016): Grundelemente einer Care-Ethik. In: Jahrbuch Für Recht Und Ethik/Annual Review of Law and Ethics 24/241–252

Marchner, Günther (2016): Lebensentwürfe in ländlichen Regionen. Ein Plädoyer für das Unerwartete. In: Lebensentwürfe im ländlichen Raum Ein prekärer Zusammenhang? Hg. v. Rudolf Egger, Alfred Posch, Springer Fachmedien, Wiesbaden: 72–57

Marchner, Günther (2021): Gut Leben und Wohnen im Alter. Bad Mitterndorf plant in die Zukunft, Endbericht zur Konzeptentwicklung im Auftrag der Marktgemeinde Bad Mitterndorf. Hg. v. Land Steiermark. Bad Mitterndorf

Nussbaum, Martha (2015): Fähigkeiten schaffen: neue Wege zur Verbesserung menschlicher Lebensqualität. Verlag Karl Alber, München

Österreichischer Gemeindebund (2023): Struktur der Gemeinden. Zahlen & Fakten zur Gemeindestruktur [Online]. Österreichischer Gemeindebund. https://gemeindebund.at/themen-zahlen-und-fakten-struktur-der-gemeinden/ [Zugriff am 15.11.2024]

Pichler, Fritz (2024): Der Stanzer Weg. Wie geht intelligente Gemeindeentwicklung? Jenseits des Mainstreams: Neue Perspektiven für ländliche Regionen. Bad Mitterndorf, 28.06.2024

Plunger, Petra; Wosko, Paulina; Schlee, Lisa; Rohrauer-Näf, Gerlinde (2023): Handlungsfelder, Potenzial und Entwicklungsperspektiven für gesundes Altern in der Kommune Kommunale Gesundheitsförderung und Caring Communities. Gesundheit Österreich, Wien

Rosa, Hartmut; Bohmann, Ulf (2015): Die politische Theorie des Kommunitarismus. Charles Taylor. In: Politische Theorien der Gegenwart Eine Einführung Hg. v. André Brodocz, Gary S. Schaal: 102–65

Stadt Salzburg (2024): BWS – Bewohnerservice – Stadtteilangebote [Online]. Stadtgemeinde Salzburg. https://www.stadt-salzburg.at/bws [Zugriff am 15.11.2024]

Statistik Austria (2023): Demographisches Jahrbuch 2023 [Online]. Statistik Austria. https://www.statistik.at/fileadmin/user_upload/Demo-JB-2023_Web-barrierefrei.pdf [Zugriff am 28.11.2024]

Tronto, Joan C. (1993): Moral Boundaries. A Political Argument for an Ethic of Care. Routledge, New York

Tronto, Joan C. (2013): Caring Democracy: Markets, Equality, and Justice. New York University Press, New York

Van Dyk, Silke; Haubner, Tine (2019): Gemeinschaft als Ressource? Engagement und Freiwilligenarbeit im Strukturwandel des Wohlfahrtsstaats. In: Sozialstaat unter Zugzwang? Zwischen Reform und radikaler Neuorientierung 259–279

Vana, Irina; Schlee, Lisa; Soyer, Laura; Gan, Gabriela (2024): Evaluationsbericht: Open Innovation in Science Impact Lab. Caring Communities for Future. Gesundheit Österreich, Wien

Waldert, Helmut (1992): Gründungen: starke Projekte in schwachen Regionen. Falter-Verlag, Wien

WHO (2007): Global Age-friendly Cities: A Guide. World Health Organization, Geneva

WHO (2016): The Global strategy and action plan on ageing and health 2016–2020: towards a world in which everyone can live a long and healthy life. Agenda item 13.4. WHA69.3. World Health Organization, Geneva

Zängl, Peter (2020): Caring Community-eine begriffliche Annäherung an ein (noch) unbestimmtes Phänomen [Online]. Verein Netzwerk Caring Communities. https://caringcommunities.ch/upload/media/default/175/Zaengl-CaringCommunity-2020.pdf [Zugriff am 28.11.2024]

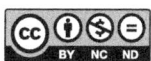

Gesundheitsförderung und Prävention im kommunalen Setting

5

Alice Edtmayer, Lisa Katharina Mayer, Thomas Diller,
Lisa Gugglberger, Edith Flaschberger, Robert Griebler,
Christoph Schmotzer, Denise Schütze, Christa Straßmayr,
Aida Kerschbaum, Daniela Rojatz, Sandra Ecker, Theresia Unger,
Lydia Fenz, Marion Weigl und Gerlinde Malli

Zusammenfassung

Nachdem die Gemeinde als Setting im Vorkapitel beschrieben wurde, liegt nun der Schwerpunkt auf dem inhaltlichen Tätigkeitsbereich von Community Nursing. Dabei wird auf unterschiedliche Aspekte der Gesundheitsförderung eingegangen und das Konstrukt „Gesundheitskompetenz" vorgestellt. Abschließend werden ausgewählte Methoden/Konzepte in der kommunalen Gesundheitsförderung beschrieben.

5.1 Bedeutung der individuellen Verhaltensweise

Lisa Katharina Mayer

Jeden Tag treffen Menschen zahlreiche Entscheidungen, die ihre Gesundheit direkt oder indirekt beeinflussen. Ob die Wahl einer gesunden Mahlzeit, die Nutzung des

A. Edtmayer (✉) · L. K. Mayer · L. Gugglberger · E. Flaschberger · R. Griebler ·
C. Schmotzer · D. Schütze · C. Straßmayr · A. Kerschbaum · D. Rojatz · S. Ecker · T. Unger ·
L. Fenz · M. Weigl
Gesundheit Österreich GmbH, Wien, Österreich
E-Mail: alice.edtmayer@goeg.at; lisa.mayer@goeg.at; lisa.gugglberger@goeg.at;
edith.flaschberger@goeg.at; robert.griebler@goeg.at; christoph.schmotzer@goeg.at;
denise.schuetze@goeg.at; christa.strassmayr@goeg.at; aida.kerschbaum@goeg.at;
Daniela.rojatz@goeg.at; sandra.ecker@goeg.at; theresia.unger@goeg.at; lydia.fenz@goeg.at;
Marion.weigl@goeg.at

T. Diller
Salzburg, Österreich
E-Mail: office@thomasdiller.com

G. Malli
Styria Vitals, Graz, Österreich
E-Mail: gerlinde.malli@styriavitalis.at

Community Nursing in Österreich, https://doi.org/10.1007/978-3-662-71838-4_5

Fahrrads anstelle des Autos oder der Verzicht auf gesundheitsschädliche Substanzen wie Tabak oder Alkohol – all diese Handlungen und oft scheinbar trivialen Entscheidungen formen das individuelle Gesundheitsverhalten. Sie bestimmen, welche Gewohnheiten wir entwickeln bzw. welche Gesundheitsrisiken oder -chancen wir haben. Dieses Verhalten wirkt sich nicht nur auf das persönliche Wohlbefinden aus, sondern beeinflusst auch das soziale Umfeld und die Gesellschaft. Das Spannungsfeld zwischen individueller Selbstverantwortung und sozialen, kulturellen sowie ökonomischen Rahmenbedingungen unterstreicht die Komplexität gesundheitsbezogener Entscheidungen. Individuelles Gesundheitsverhalten ist ein zentraler Baustein für die Gesundheitsförderung. Es erfordert integrierte Maßnahmen, die sowohl individuelle als auch strukturelle Aspekte adressieren.

Einflussfaktoren auf individuelles Gesundheitsverhalten

Soziale Determinanten der Gesundheit stellen einen zentralen Einflussfaktor für das individuelle Gesundheitsverhalten dar. Bildung, Einkommen und beruflicher Status wirken direkt auf die Verfügbarkeit von Ressourcen und beeinflussen damit die Fähigkeit, gesundheitsförderliche Maßnahmen zu ergreifen. Menschen mit einem höheren sozioökonomischen Status verfügen in der Regel oft über einen besseren Zugang zu Präventionsangeboten und gesundheitsförderlichen Ressourcen wie gesunden Lebensmitteln, Freizeitmöglichkeiten oder (medizinischen) Gesundheitsdiensten. Gleichzeitig prägen gesellschaftliche Normen und Traditionen die Wahrnehmung von Gesundheit. Beispielsweise können kulturelle Essgewohnheiten gesundheitsfördernde oder -hinderliche Effekte haben, während soziale Normen den Stellenwert von Bewegung und Präventionsmaßnahmen beeinflussen (Hurrelmann und Richter 2022).

Die psychologischen Faktoren wie Selbstwirksamkeit, Risikowahrnehmung und Motivation, die das individuelle Verhalten lenken, sind ebenfalls von großer Bedeutung. Selbstwirksamkeit, also das Vertrauen in die eigene Fähigkeit, gesundheitsbezogene Maßnahmen umzusetzen, beeinflusst stark, ob Menschen präventive Angebote nutzen und langfristige Veränderungen vornehmen. Menschen, die überzeugt sind, durch ihre Entscheidungen positiv auf ihre Gesundheit einwirken zu können, sind eher bereit, Maßnahmen wie regelmäßige Bewegung, gesunde Ernährung oder den Verzicht auf schädliche Substanzen in ihren Alltag zu integrieren. Eine realistische Risikowahrnehmung verstärkt diese Bereitschaft, da Personen, die ihre Anfälligkeit für Erkrankungen erkennen und die Konsequenzen dieser Risiken als gravierend einschätzen, eher präventive Maßnahmen ergreifen. Motivation, sowohl intrinsische, etwa das Streben nach Wohlbefinden, als auch extrinsische, wie soziale Anerkennung oder Druck, beeinflusst ebenfalls, ob Menschen gesundheitsfördernde Verhaltensweisen annehmen (Faltermaier et al. 2023).

Öffentlichkeitskampagnen und Aufklärungsmaßnahmen, die auf die Förderung dieser psychologischen Aspekte bzw. Ressourcen abzielen, können dabei helfen, Verhaltensänderungen anzustoßen. Gesundheitsmodelle wie das Health Belief Model oder das Transtheoretische Modell der Verhaltensänderung erklären die zugrunde liegenden Mechanismen dieser Prozesse und liefern Ansatzpunkte für gezielte Interventionen, die Motivation und Barrieren adressieren. Sie bieten wertvolle theoretische Grundlagen, um die komplexen Prozesse hinter individuellem Gesundheitsverhalten zu verstehen. Diese Modelle liefern auch praktische Ansätze zur Gestaltung effektiver Interventionen, die auf die Förderung der Risikowahrnehmung und den Abbau von Barrieren abzielen. Sie unterstreichen die Bedeutung von sozialen Normen, Intentionen und der wahrgenommenen Kontrolle über das eigene Verhalten (Faltermaier et al. 2023; Faltermaier 2024).

Veränderungen der Verhaltensweisen im Lebensverlauf
Das Gesundheitsverhalten verändert sich im Laufe des Lebens. In der Kindheit und Jugend werden die Grundlagen für gesundheitsförderliche Verhaltensweisen und Routinen gelegt. In dieser Lebensphase haben die Familie, Bildungseinrichtungen und soziale Netzwerke einen prägenden Einfluss. Studien verdeutlichen die Bedeutung, dass körperliche Aktivität in jungen Jahren nicht nur die physische Gesundheit fördert, sondern auch positive Effekte auf die kognitive Entwicklung und das psychische Wohlbefinden hat. Best-Practice-Beispiele für gesundheitsfördernde Maßnahmen sind Programme wie die „Bewegte Schule", die nicht nur die körperliche Aktivität fördern, sondern auch die kognitive und soziale Entwicklung adressieren. In dieser Phase werden Verhaltensweisen etabliert, die oft bis ins Erwachsenenalter fortbestehen. Allerdings sind Jugendliche auch besonders empfänglich für Gruppendruck und soziale Normen, was gesundheitsschädliche Verhaltensweisen wie Tabakkonsum oder ungesunde Ernährung begünstigen kann (Faltermaier 2024; Schwartz et al. 2023).

Im Erwachsenenalter verändern sich die Prioritäten. Berufliche und familiäre Verpflichtungen treten in den Vordergrund und dominieren den Alltag, wodurch die eigene Gesundheit oft in den Hintergrund gerät. Viele Erwachsene stehen unter erheblichem Zeitdruck, der es erschwert, gesunde Routinen wie regelmäßige Bewegung oder ausgewogene Ernährung aufrechtzuerhalten. Betriebliche Gesundheitsförderung bietet hier einen effektiven Ansatz, um Stressmanagement, körperliche Aktivität und gesunde Ernährung in den Arbeitsalltag zu integrieren. Maßnahmen wie flexible Arbeitszeiten, Bewegungsprogramme oder gesunde Verpflegungsoptionen am Arbeitsplatz können einen wichtigen Beitrag zur langfristigen Prävention leisten (Faltermaier 2024; Steinbach 2022).

Mit zunehmendem Alter verlagern sich die Schwerpunkte des Gesundheitsverhaltens erneut. Im höheren Lebensalter stehen die Erhaltung von Mobilität, Unabhängigkeit und Lebensqualität im Fokus. Gleichzeitig nehmen chronische Erkrankungen und körperliche Einschränkungen zu, die gezielte Unterstützungsmaßnahmen erfordern. Programme zur Sturzprävention, Bewegungsförderung und sozialen Teilhabe spielen eine zentrale Rolle, um die Lebensqualität älterer Menschen zu sichern. Community (Health) Nurses tragen wesentlich dazu bei, diese Maßnahmen individuell anzupassen und direkt umzusetzen. Sie bieten Beratung und Begleitung, die ältere Menschen in die Lage versetzen, trotz Einschränkungen aktiv und selbstständig zu bleiben.

Neben den schon genannten Aspekten spielt das individuelle Verständnis von Gesundheit eine bedeutende Rolle. Gesundheit ist ein dynamischer und vielschichtiger Begriff, der von jedem Menschen unterschiedlich verstanden wird, da er von individuellen Erfahrungen, kulturellen, sozialen und historischen Einflüssen geprägt ist. Jugendliche verbinden Gesundheit oft mit körperlicher Fitness und Leistungsfähig-

keit, während Erwachsene sie funktionaler betrachten, etwa als Grundlage, um berufliche und familiäre Verpflichtungen zu bewältigen. Im Alter rückt die Wahrnehmung
von Gesundheit stärker in Richtung Lebensqualität, Resilienz und der Fähigkeit, trotz
Einschränkungen ein erfülltes Leben zu führen. Das Verständnis von Gesundheit
wirkt sich direkt auf das individuelle Verhalten aus, da es die Wahrnehmung von Risiken und die Bereitschaft, präventive Maßnahmen zu ergreifen, beeinflusst. Wer Gesundheit als aktive Verantwortung betrachtet, ist eher motiviert, gesundheitsfördernde
Entscheidungen zu treffen, wie jene zur regelmäßigen Bewegung, gesunden Ernährung oder Teilnahme an Vorsorgeuntersuchungen. Im Gegensatz dazu können Menschen, die Gesundheit ausschließlich als Abwesenheit von Krankheit wahrnehmen,
präventive Maßnahmen möglicherweise als weniger relevant betrachten. Das Spannungsfeld zwischen den unterschiedlichen Gesundheitsverständnissen und -bedürf-
nissen in den Lebensphasen verdeutlicht, dass Gesundheitsförderung dieses Spann-
ungsverhältnis nicht auflösen, sondern aktiv berücksichtigen muss. Maßnahmen müssen so gestaltet werden, dass sie auf die spezifischen Herausforderungen und
Bedürfnisse der jeweiligen Lebensphase eingehen (Klemperer 2020).

Das kommunale Setting und die Rolle von Community (Health) Nurses
Besonders im kommunalen Setting zeigt sich, wie die Kombination aus individuellen
Verhaltensänderungen und strukturellen Maßnahmen die Gesundheit nachhaltig ver-
bessern kann. Gut durchdachte städtebauliche bzw. städteplanerische Projekte wie der
Ausbau von Radwegen, die Schaffung von Grünflächen oder die Bereitstellung von
Räumen für sportliche Aktivitäten und generationenübergreifende Programme fördern
nicht nur einen gesunden Lebensstil, sondern tragen auch dazu bei, soziale und gesundheitliche Ungleichheiten abzubauen. Ein unterstützendes Wohnumfeld erleichtert den
Zugang zu Ressourcen, die gesundheitsfördernd wirken, und schafft Anreize für eine
aktive Lebensführung. Gleichzeitig bieten kommunale Programme eine Plattform, auf
der Individuen dazu ermutigt werden, Eigenverantwortung für ihre Gesundheit zu
übernehmen, indem sie Teil kollektiver Gesundheitsinitiativen werden.

Community (Health) Nurses nehmen hierbei eine Schlüsselrolle ein, da sie sowohl auf individueller als auch auf struktureller Ebene agieren. Durch persönliche
Beratung, praktische Unterstützung und die Förderung eines aktiven Lebensstils
helfen sie Menschen, gesundheitsfördernde Entscheidungen zu treffen und Barrieren abzubauen. Ihre Arbeit geht jedoch weit über die direkte Unterstützung hinaus.
Community (Health) Nurses entwickeln Maßnahmen, die darauf abzielen, gesundheitsfördernde Umgebungen zu schaffen und langfristige Verhaltensänderungen zu
ermöglichen, und setzen diese um. Die transformative Wirkung zeigt sich insbesondere in der Fähigkeit, strukturelle Veränderungen anzustoßen. Durch ihre Nähe zu
den Menschen verstehen sie deren spezifische Lebensrealitäten und können somit
gezielt Maßnahmen entwickeln, die sowohl individuell als auch kollektiv wirksam
sind. Sie nehmen die Rolle als Multiplikatorinnen und Multiplikatoren ein und
geben Wissen weiter, etablieren gesundheitsfördernde Netzwerke und sensibilisieren politische Entscheidungsträger:innen für die Bedürfnisse der Bevölkerung.
Gesundheit beginnt mit kleinen täglichen Entscheidungen – sei es, die Treppe zu
nehmen, einen Apfel zu wählen oder ein Gespräch über Prävention zu führen – und

ist gleichzeitig ein lebenslanger Prozess, der durch das Zusammenspiel individueller Verantwortung und gesellschaftlicher Strukturen geprägt wird. Dieses Zusammenspiel zeigt, dass Gesundheit ein gemeinschaftlicher Wert ist, den es zu schützen und zu fördern gilt, sowohl für die bzw. den Einzelne:n als auch für die Gesellschaft insgesamt. Community (Health) Nurses tragen zu diesem Verständnis bei und verdeutlichen, dass nachhaltige Gesundheitsförderung nur durch die Verknüpfung individueller Unterstützung und struktureller Veränderung erfolgreich sein kann. Sie tragen entscheidend dazu bei, eine gesundheitsbewusste resiliente Gesellschaft zu gestalten, in der individuelle Gesundheit und gesellschaftliche Verantwortung Hand in Hand gehen (Savage 2019).

5.2 Gesundheitsförderung im kommunalen Setting, Schwerpunkt ältere Bevölkerung

Thomas Diller

Dem kommunalen Setting, seien es Gemeinden, Stadtteile, Quartiere oder auch Nachbarschaften, kommt in der Gesundheitsförderung für und mit älteren/alten Menschen eine zentrale Rolle zu, denn es prägt die Rahmenbedingungen, innerhalb derer Gesundheit gelebt werden kann. Das kommunale Setting bestimmt mit seinen physischen und sozialen Gegebenheiten, seinen Angeboten, seiner jeweiligen Kultur und Tradition die Lebensbedingungen der Menschen und schafft damit die Grundlage für ein gesundes Leben (Spicker und Lang 2010).

Anhand der Qualitätskriterien zu den Grundprinzipien der Gesundheitsförderung (FGÖ 2021) wird im Folgenden dargelegt, wie die Gesundheitsförderung im kommunalen Setting speziell für ältere und alte Menschen umgesetzt werden kann und worauf dabei zu achten ist.

Positiver, umfassender und dynamischer Gesundheitsbegriff

Die vorherrschende Vorstellung sieht Gesundheit als Abwesenheit von Krankheit und prägt damit auch das landläufige Verständnis von Gesundheitsförderung, insbesondere bei politisch Gestaltenden (Naidoo und Wills 2019). Der Fokus liegt auf den Krankheitsrisiken und Defiziten, primär bei den Menschen selbst, die es zu vermeiden und zu reduzieren gilt. Die Gesundheitsförderung hingegen richtet sich im Verständnis der WHO (formuliert in der Ottawa-Charta 1986) auf die Analyse und Stärkung der Gesundheitsressourcen und -potenziale, sowohl bei den Menschen selbst als auch auf allen gesellschaftlichen Ebenen. Die zentrale Frage ist nicht, was macht die Menschen krank, sondern wie und wo wird Gesundheit (körperliches, mentales und soziales Well-Being) hergestellt (Kaba-Schönstein 2018).

Das Vermeiden von Krankheit (Krankheitsprävention) und das Fördern der Gesundheit (Gesundheitsförderung) erfordert unterschiedliche Vorgehensweisen, Kompetenzen und Haltungen der involvierten Expertinnen und Experten. Die Frage „Was braucht der Mensch aus Expertensicht?" leitet die Krankheitsprävention, „Was will der Mensch und wie kann er dabei unterstützt werden?" die Gesundheitsförderung.

Damit Krankheitsprävention von den Menschen, insbesondere von älteren/alten Menschen, angenommen wird, benötigt es einen möglichst niederschwelligen Zugang. Hier kann das kommunale Setting durch kurze Wege, zentrale Angebote, Vertrauensbeziehungen und Klientennähe einen wichtigen Beitrag leisten. Das österreichische Gesundheitssystem weist dabei den (Haus-)Ärztinnen und (Haus-)Ärzten bei der Vermeidung von Erkrankungen (z. B. Impfungen), der Früherkennung (z. B. Vorsorgeuntersuchungen), dem richtigen Umgang mit Erkrankungen (z. B. Diabetes-Disease-Management) sowie dem Hintanhalten unnötiger medizinischer Maßnahmen (z. B. Übermedikalisierung) die zentrale Rolle zu.

Parallel dazu steht die Gesundheitsförderung als Prozess, der Menschen befähigen soll, mehr Kontrolle über ihre Gesundheit zu erlangen und die Gesundheit durch Beeinflussung der sie determinierenden Bedingungen zu verbessern (Kaba-Schönstein 2018). Hier lässt sich gerade im kommunalen Setting sehr viel bewegen, die Herangehensweise wird im Folgenden dargestellt.

Gesundheitliche Chancengerechtigkeit

Das Gesundheitsziel 2 der österreichischen Gesundheitsziele lautet: „Für gesundheitliche Chancengerechtigkeit zwischen den Geschlechtern und sozioökonomischen Gruppen, unabhängig von der Herkunft, für alle Altersgruppen sorgen". Dahinter steht die Erkenntnis, dass sich mit sinkendem sozioökonomischen Status, der sich insbesondere aus Bildung, Einkommen und beruflichem Status zusammensetzt, die gesundheitlichen Chancen verschlechtern (BMGF 2017). Die kommunale Gesundheitsförderung kann an diesen Gegebenheiten nur sehr marginal Veränderungen erreichen, sie muss allerdings die ungleiche Chancenverteilung bei der Ausgestaltung ihrer Maßnahmen berücksichtigen. Gerechtigkeit bedeutet daher nicht, dass allen Gleiches geboten wird, vielmehr muss dem einzelnen Menschen und Gruppen von Menschen Unterschiedliches bereitgestellt werden, sodass ihnen im Endeffekt gleiche Möglichkeiten offenstehen. Das bedeutet für die Gesundheitsförderung, auch für die Krankheitsprävention, einerseits, dass bestehende Angebote die unterschiedlichen Bedürfnisse und Lebensbedingungen von Menschen berücksichtigen müssen, und andererseits, dass Angebote spezifisch für benachteiligte Bevölkerungsgruppen entwickelt werden müssen (Weber und Hösli 2020). Erfolgskriterien für die Planung und Umsetzung solcher chancengerechten Maßnahmen entsprechen den folgenden Qualitätskriterien der Gesundheitsförderung.

Zielgruppenorientierung

Als „Zielgruppen" werden Personen bezeichnet, die mit den Maßnahmen erreicht, deren gesundheitliche Situation verbessert und die in ihrem „Wollen" unterstützt werden sollen. Die Gesundheitsförderung macht die Personengruppen jedoch nicht zu Zielen und damit zu Objekten, sondern geht mit ihnen – so gezielt wie möglich – auf ihre gesundheitsbezogenen Bedürfnisse und Bedarfe ein (Pospiech et al. 2021).

„Die" Zielgruppe ältere oder alte Menschen gibt es nicht. Wie zuvor bei den Ausführungen zu Chancengerechtigkeit dargelegt, unterscheiden sich die Menschen schon aufgrund ihrer Soziallage. Auch das Kriterium „Alter" ist nicht verlässlich, zeichnen sich doch die lang lebenden Menschen durch eine große Heterogenität aus. So können über 90-Jährige agil wie 65-Jährige sein und 70-Jährige schon so gebrechlich, dass sie kaum mehr teilhaben können. Hinzu kommt, dass Menschen in ihren vielen Lebensjahren einiges erlebt haben, sie sich mit den Gegebenheiten arrangiert, eine Liebe zum Notwendigen und Unausweichlichen entwickelt haben und alle Abweichungen von diesem „Notwendigkeitsgeschmack" als Träumerei von vornherein ausschließen (Bourdieu 2020).

Die Menschen unterscheiden sich auch in ihren Ideen und Überzeugungen, was ihre Gesundheit beeinflusst und was sie dafür bzw. dagegen tun können. Diese „Laienverständnisse" spiegeln sich im unterschiedlichen Gesundheitshandeln wider und sie determinieren die Ansatzmöglichkeiten für die Gesundheitsinitiativen (Faltermaier 2020).

Am Beginn steht daher die Schaffung eines Überblicks über die gesundheitliche und soziale Lage der älteren und alten Menschen im jeweiligen kommunalen Setting. Ein genaues Bild über ihre Bedürfnisse, Wünsche sowie Hoffnungen und vor allem über die Anknüpfungspunkte für die fördernde Arbeit erhält man über den Dialog mit der Zielgruppe, über die Partizipation der älteren und alten Menschen in Planung, Umsetzung und Reflexion.

Partizipation
Die Mitwirkung an Vorhaben ist, sofern diese einen selbst betreffen, eine Frage der Freiheit, und sofern sie etwas betreffen, von dem man Teil ist, ein demokratisches Grundrecht. Neben diesen ethischen Argumenten spricht aber auch die praktische Erfahrung für die Einbindung der Zielgruppe, denn nachhaltige Veränderung ist nur durch die Betroffenen selbst möglich. Von Partizipation ist dabei erst zu sprechen, wenn die Mitglieder der Zielgruppe eine formale, verbindliche Rolle bei der Entscheidungsfindung haben. Instrumentalisierte Anweisungen zu bekommen, informiert zu werden, aber auch gehört oder beratend beigezogen zu werden, sind zunehmende Formen der Teilnahme; Partizipation und Teilhabe beginnen aber erst mit der Zuerkennung von Mitspracherechten, gehen über die teilweise Übertragung von Entscheidungskompetenzen bis hin zur Einräumung der Selbstbestimmung bei wesentlichen Aspekten der Maßnahme (Wright 2020).

Das Qualitätskriterium Partizipation fordert einerseits die Expertinnen und Experten, die sich auf eine Zusammenarbeit auf Augenhöhe, abseits von Hierarchien, einlassen müssen. Andererseits sind auch die Mitglieder der Zielgruppe gefordert, sich einzubringen und Verantwortung zu übernehmen. Um nicht nur jene Menschen im kommunalen Setting zu erreichen, die sich ohnehin schon engagieren, braucht es Zeit für den Aufbau von Vertrauen – durch Anerkennung und den Einsatz von Expertinnen und Experten, die im Umgang mit den Menschen der Zielgruppe kompetent sind (bei alten Menschen haben sich die Community Nurses erfolgreich hervorgetan). Zudem sind Barrieren und Zugangshürden für die Teilhabe zu vermeiden, seien sie organisatorischer (z. B. Tageszeit, Ort, Kosten) oder konzeptioneller (z. B. verwendete Sprache, genutzte Medien) Art (Pospiech et al. 2021).

Voraussetzung für die Bereitschaft zur Teilhabe ist nach (Honneth 2018) die Anerkennung auf drei Ebenen. In der Sphäre der Liebe müssen die Menschen eine emotionale Zuwendung erleben, sie können über sich erzählen, es wird ihnen zugehört und verständigungsorientiert mit ihnen kommuniziert. In der Sphäre des Rechts sind ihnen Rechte zuerkannt, unabhängig von zu erbringenden Leistungen.

In der Sphäre des Verdienstes erfahren sie – nicht bloß Worte oder symbolische Äußerungen – eine soziale Würdigung, eine Anerkennung des jeweiligen Lebensentwurfs. Auf diese Weise nehmen sich die Menschen als autonomes Subjekt wahr, Grundvoraussetzung für die Bereitschaft, sich in die Gemeinschaft einzubringen.

Die partizipative Praxis in der (kommunalen) Gesundheitsförderung erfordert Zeit und Mittel für den Aufbau einer in Strukturen und Arbeitsweisen verankerten längerfristigen Zusammenarbeit sowie für den Ausbau der Kapazitäten für eine Eigeninitiative der Menschen in der Kommune. Es müssen Räume zum Experimentieren und Reflektieren geschaffen werden, damit alle Beteiligten lernen können, wie sie Partizipation am besten realisieren können (Wright 2020).

Empowerment
Voraussetzung für die Partizipation von Einzelnen und Gruppen ist deren Empowerment. Die Selbstermächtigung umfasst einerseits die Befähigung sowie den Ausbau der Kompetenzen und andererseits die Ermächtigung, das Überwinden von Begrenzungen durch die Umwelt und das Ausüben zustehender Rechte.

Kompetenzen zur Bewältigung von Herausforderungen basieren auf Fähigkeiten, Wissen und der Bereitschaft, Verantwortung zu übernehmen. Sie können nicht einfach gelehrt werden, sondern werden von Einzelnen oder Gruppen selbst angeeignet (Bitzer und Spörhase 2015). Es braucht daher mehr als das Bereitstellen von Informationsangeboten, es braucht einen iterativen Prozess, in dem, umgelegt auf die Förderung der Kompetenzen älterer bzw. alter Menschen, am Anfang von ihnen selbst für sie bedeutsame Ziele gesetzt werden, an deren Erreichung mittels von ihnen gewählter und getragener Maßnahmen gearbeitet wird. Gemeinsam werden die Erfolge und Herausforderungen reflektiert, die Maßnahmen, eventuell die Ziele, adaptiert und wird ein neuer Versuch gestartet.

Empowerment für die älteren und alten Menschen im kommunalen Setting bedeutet, die Voraussetzungen dafür zu schaffen, dass sie im Rahmen des gemeinsamen Wirkens ihre individuellen Ressourcen entdecken, Selbstwirksamkeit (wieder) erleben und gemeinschaftliche Ressourcen erkennen, weiterentwickeln und im praktischen Handeln nützen können. In einem ersten Schritt ist die Formulierung eigener Anliegen zu ermöglichen. Aus den Einzelanliegen werden gemeinsame Themen, durch gezielte Unterstützung (z. B. Informationsangebote, Begleitung) erweitert sich der Handlungsspielraum, sodass als letztendliches Ziel die Durchsetzung der eigenen Anliegen durch Selbstorganisation verstetigt wird (Pospiech et al. 2021).

Ressourcenorientierung
Die Gesundheitsförderung hat im Sinne der Salutogenese die Ressourcen der Menschen und Gemeinschaften im Blick, die erlauben, die auf sie wirkenden Belastungen und Herausforderungen zu bewältigen.

Die Ressourcenorientierung ist aber auch Haltung hinter dem Vorgehen in der Gesundheitsförderung. Über die Suche nach dem, was die bzw. der Einzelne oder die Gruppe zu leisten imstande ist, welche Fähigkeiten und Fertigkeiten vorhanden sind, welche strukturellen (z. B. Institutionen, Programme), sozialen (z. B. Netzwerke, soziale Bindungen) und personellen (z. B. Initiativen, Gesundheitsexpertinnen und -experten) Ressourcen im kommunalen Setting zur Verfügung stehen, wird mit positiver Energie an die gemeinsame (Weiter-)Entwicklung herangegangen. Ausgangspunkt ist nicht ein Defizit, das zu reduzieren ist, sondern das vorhandene Potenzial, das es zu stärken und auszubauen gilt. Daher lautet die gesundheitsfördernde Frage an alte Menschen nicht „Was brauchen Sie?", sondern „Was wollen Sie und was können Sie dafür tun?".

Vernetzung

Eine Gesundheitsförderungsinitiative in einem kommunalen Setting startet niemals bei null, es sind bereits andere Initiativen vorhanden oder geplant, Strukturen etabliert, Pfründe verteilt und Potenziale genutzt. Im Sinne der Ressourcenorientierung, aber auch zur Vermeidung von Parallelitäten und Konkurrenzierung gilt es, diese zu erheben, einzubinden und untereinander zu vernetzen.

Für die Schaffung eines Überblicks ist daher zu Beginn das kommunale Setting mittels einer Stakeholderanalyse zu erkunden. Stakeholder:innen sind dabei alle Personen oder Institutionen, die ein Interesse am Vorhaben haben oder von diesem in irgendeiner Weise betroffen sein könnten. Hilfreiche Erkundungsfragen sind auch, wer hilfreich sein oder etwas dagegen haben könnte. Wichtigste Stakeholder:innen sind die Zielgruppe. Hat man die Stakeholder:innen identifiziert, gilt es, sich im nächsten Schritt zu überlegen, welche Potenziale und welche Motivation zur Mitwirkung bei den jeweiligen Stakeholderinnen und Stakeholdern liegen und durch welche Maßnahmen ihren Interessen entgegengekommen werden kann.

Mittels gezielter Ansprache (zumindest der wichtigsten Stakeholder:innen, speziell der Entscheidungsträger:innen) ist den Stakeholderinnen und Stakeholdern in einer Veranstaltung (z. B. Besprechung, Workshop) das gesundheitsfördernde Vorhaben vorzustellen und sind deren Sichtweisen und mögliche Beiträge dazu einzuholen. In der Praxis zeigt sich, dass bei derartigen Veranstaltungen bislang ungenutzte Anknüpfungspunkte untereinander sichtbar werden und eine Vernetzung positive Resonanz findet. Die Intensität und Verbindlichkeit der Zusammenarbeit können von informellen mündlichen Absprachen über regelmäßige Anwesenheit oder aktive Mitarbeit bis hin zu formellen Kooperationsvereinbarungen reichen. Erfolgsfaktoren für die Netzwerkaktivitäten sind eine verlässliche Koordination und die laufende Reflexion des gemeinsamen Wirkens (Pospiech et al. 2021). Damit sich die Vernetzung nicht lediglich im Nebeneinander erschöpft, braucht es die Ausrichtung auf gemeinsam gesetzte Ziele.

Setting- und Determinantenorientierung

Die Strukturen des medizinischen, rehabilitativen und pflegerischen Versorgungssystems haben einen verhältnismäßig geringen Anteil bei der Entstehung von Erkrankungen, sie wirken bei der Vermeidung von Krankheitsfolgen und vorzeitiger Sterblichkeit. Das weitaus größte Gewicht haben die verhaltensbezogenen (Lebensstil) und sozialen (Lebensbedingungen) Determinanten, wobei das Gesundheits- oder Risikoverhalten selbst wiederum stark von der strukturellen Einbettung in die individuellen Lebensbedingungen (z. B. soziale und kommunale Netzwerke, Wohnverhältnisse, ökonomische Ressourcen, Kulturgegebenheiten) bestimmt ist (Hurrelmann und Richter 2022). Gesundheitsförderung, aber auch Krankheitsprävention hat daher die gesundheitlichen Risiken, die sich aus diesen Gesundheitsdeterminanten ergeben, zu minimieren und Chancen für die Gesundheit zu schaffen. Dabei kommt dem kommunalen Setting durch seinen maßgeblichen Einfluss auf die Lebensbedingungen der älteren und alten Menschen eine zentrale Rolle zu.

Die Beeinflussung der Gesundheitsdeterminanten erfolgt auf vier Ebenen (Cloetta et al. 2005; Spicker und Lang 2010), nachfolgend für ältere und alte Menschen im kommunalen Setting dargestellt:

- Infrastrukturen und Dienstleistungen: infrastrukturelle Angebote (z. B. Bereitstellung eines zentralen Treffpunkts, Taxiservice) und Dienstleistungen (z. B. Hausbesuchsprogramme, Einkaufsdienste) für ältere/alte Menschen, Verbesserung der Lebensbedingungen im kommunalen Setting hin zu einer altersfreundlichen Gemeinde (WHO 2007)
- Politik, Verwaltung und Organisationen: Annahme der kommunalen politischen Verantwortung (z. B. Strategie für eine alten Menschen gerechte Gemeinde), Interessenvertretung (z. B. Beirat alter Menschen), personelle Ressourcen in der Gemeindeverwaltung (z. B. Anstellung einer Community Nurse), Stärkung der interdisziplinären und organisationsübergreifenden Zusammenarbeit, Bewusstseinsbildung und Qualifizierung in Organisationen (z. B. bzgl. Demenz)
- Gruppen, Gemeinschaft, Bevölkerung: soziale Mobilisierung, Aktivierung und Beteiligung von älteren und alten Menschen, Entwicklung und Pflege einer Sorgekultur, Förderung des zivilgesellschaftlichen Engagements, generationenübergreifendes Wirken
- Individuen: Entwicklung der persönlichen Kompetenzen der älteren und alten Menschen (z. B. Gesundheitsinformationen, -aufklärung, -beratung und -bildung)

Nachhaltigkeit der Veränderungen
In den vorhergehenden Ausführungen wurde dargelegt, dass sich kommunale Gesundheitsförderung nicht auf Schulungsangebote für ältere und alte Menschen beschränkt. Es bedarf der nachhaltigen Veränderung im kommunalen Setting, bezüglich der Zielsetzungen, der Vorgehensweisen und der Strukturen. Mittels eines Projekts ist dafür ein zeitlich begrenzter Lernraum zu schaffen, in dem die Handelnden und die Kommune als Organisation Maßnahmen und strukturelle Veränderungen erproben können. Gleich dem dargestellten Empowermentprozess werden in sich wiederholenden Schleifen bedeutsame Ziele gesetzt, Maßnahmen zur Erreichung ergriffen und die Ergebnisse evaluiert. Grundlage für das Setzen der bedeutsamen Ziele ist, unter Einbindung der Zielgruppe, die anfängliche Bedarfsanalyse und in der Folge die Reflexion des schon Erreichten. Das Projekt begleitet eine Steuerungsgruppe, in der die wesentlichen Stakeholder:innen vertreten sind. Diese lenkt und reflektiert den Fortschritt; das gemeinsame Arbeiten für die Zeit nach dem Projekt wird eingeübt. Auch hier gilt: Es bedarf ausreichender Zeit, damit Veränderungen greifen und verankert werden können.

Aus der langjährigen Praxis in der kommunalen Gesundheitsförderung lässt sich sagen, dass zwei Jahre für ein kommunales Gesundheitsförderungsprojekt das unterste Limit sind.

Durch die Orientierung an den Qualitätskriterien zu den Grundprinzipien der Gesundheitsförderung können Gemeinden, Stadtteile und Nachbarschaften Rahmenbedingungen schaffen, die ein gesundes Leben ermöglichen. Bleibt abschließend die Frage: Was ist notwendig, um Gesundheitsförderung für ältere Menschen in einer Gemeinde langfristig zu gestalten?

Laut (Csandl et al. 2023) braucht es in der Gemeinde:

- ein zentrales, personenunabhängiges Verantwortungsorgan in der Gemeindeführung
- ein alle Politikfelder abbildendes Gremium zur Koordination, zur Vernetzung, zum Wissensmanagement und zur Verantwortungsübernahme
- Partizipation als zentrales Handlungsprinzip, gelebt unter anderem in der Einbindung von Ehrenamtlichen
- eine strategische Planung mit langfristigem, über politische Amtsperioden hinausgehendem Zeithorizont, verbunden mit einer langfristig sichergestellten Finanzierung inklusive einer klaren Ausgabenstrategie

Besonders hilfreich wäre eine gesetzliche Grundlage für den kommunalen Auftrag und dessen Finanzierung; da diese kaum zu erwarten ist, bleibt die Überzeugung der kommunalen politischen Verantwortungstragenden.

5.3   Gesundheitskompetenz, eine Aufgabe für Community Nurses

Lisa Gugglberger, Edith Flaschberger,
Robert Griebler, Christoph Schmotzer, Denise Schütze und Christa Straßmayr

Was ist Gesundheitskompetenz und warum ist sie wichtig?
Gesundheitskompetenz ist ein zentraler Faktor für Gesundheit und einen selbstbestimmten Umgang mit Gesundheits- und Krankheitsfragen (Kickbusch et al. 2013; Nakayama et al. 2022; Woudstra et al. 2019). Sie verweist auf das Ausmaß, in dem Menschen in der Lage sind, auf Informationen jeglicher Art zuzugreifen, diese zu verstehen, zu bewerten und anzuwenden, über gesundheitliche Anliegen zu sprechen und Angebote in Anspruch zu nehmen, um ihre Gesundheit und ihr Wohlbefinden zu verbessern, Krankheiten vorzubeugen und zu bewältigen sowie andere in diesen Belangen zu unterstützen oder für sie Entscheidungen zu treffen (M-POHL 2025).

Eine geringere Gesundheitskompetenz steht nachweislich mit einem ungünstigeren Gesundheits-, Risiko- und Krankheitsverhalten, einem schlechteren Gesundheitszustand und einer höheren Sterblichkeit sowie mit einer inadäquaten und erhöhten Inanspruchnahme des Gesundheitssystems in Zusammenhang (Aaby et al. 2017; Berkman et al. 2011; Fan et al. 2021; Fernandez et al. 2016; Kim und Han 2016; The HLS19 Consortium of the WHO Action Network M-POHL 2021). Gesundheitskompetenz entsteht im Zusammenspiel individueller Kompetenzen mit den jeweiligen Anforderungen, die das Informations- und Angebotsumfeld an den Einzelnen stellt, z. B. im Hinblick auf Zugänglichkeit, Verständlichkeit, Qualität und Nutzbarkeit relevanter

Gesundheitsinformationen und -angebote (Parker und Ratzan 2010). Ein Informations- und Angebotsumfeld, das sich an den Bedürfnissen, Bedarfen und Kompetenzen der Nutzer:innen orientiert, fördert folglich die individuelle Gesundheitskompetenz und damit ihre Gesundheit und Lebensqualität sowie einen produktiven Umgang mit Krankheiten und Gesundheitsproblemen.

Da sowohl Gesundheit und Krankheit als auch die Gesundheitskompetenz in der Bevölkerung ungleich verteilt ist, z. B. nach Bildung und Einkommen (Griebler et al. 2021a, c), wird in der Förderung von Gesundheitskompetenz ein wichtiger Hebel für mehr gesundheitliche Chancengleichheit gesehen (Gibney et al. 2020; Pelikan et al. 2018; Stormacq et al. 2019).

Welche Herausforderungen gibt es bezüglich Gesundheitskompetenz?
Laut der Österreichischen Gesundheitskompetenzstudie 2020 hat etwa die Hälfte der Bevölkerung Schwierigkeiten, verständliche, verlässliche und nutzerfreundliche Gesundheitsinformationen zu finden und für Entscheidungen im Alltag zu nutzen (Griebler et al. 2021b). Besondere Herausforderungen bestehen bei

- Gesundheitsinformationen in den Medien,
- Informationen über Therapien und Behandlungen,
- Informationen zum Umgang mit psychischen Problemen und
- Informationen zur Prävention.

Die Studie zeigt auch, dass große Herausforderungen bei der Nutzung digitaler Gesundheitsinformationen (Straßmayr et al. 2022b) und der Navigation im Gesundheitssystem (Griebler et al. 2022) bestehen. Vor allem die Bewertung digital verfügbarer Gesundheitsinformationen hinsichtlich ihrer Verlässlichkeit, Unabhängigkeit und Übertragbarkeit auf die eigene Person und das eigene Gesundheitsproblem erweist sich oft als schwierig. Es zeigte sich auch, dass es in der Bevölkerung eine hohe generelle Nutzung digitaler Ressourcen in Zusammenhang mit gesundheitlichen Themen gibt: Gesundheitsinfos im Internet, soziale Medien, digitale Geräte in Zusammenhang mit Gesundheit und medizinischer Versorgung; Gesundheits-Apps am Handy; digitale Möglichkeiten zur Interaktion mit Gesundheitsdienstleisterinnen und -dienstleistern.

Darüber hinaus sind große Teile der Bevölkerung überfordert, wenn es darum geht, sich im Gesundheitssystem zu orientieren und die Versorgung zu erhalten, die sie benötigen. Für viele bleibt unklar, wohin sie sich mit ihrem Gesundheitsproblem wenden müssen, welche Rechte sie im Gesundheitssystem haben, in welchem Umfang die Krankenkassen die Kosten für bestimmte Leistungen übernehmen oder wo sie Unterstützung erhalten können, wenn sie im Gesundheitssystem „verloren" gehen. Für viele ist auch schwierig, sich für einen bestimmten Gesundheitsdienstleister zu entscheiden und einzuschätzen, ob dieser den eigenen Erwartungen und Wünschen entsprechen wird. Schwierig ist auch, in Gesundheitseinrichtungen (z. B. Krankenhäusern) die richtige Ansprechperson zu finden oder sich generell dafür einzusetzen, wenn die Gesundheitsversorgung nicht den eigenen Bedürfnissen entspricht.

In Gesprächen mit Angehörigen der Gesundheitsberufe zeigen sich vor allem Schwierigkeiten darin, Gesprächsinhalte zu verstehen und aktiv an Gesprächen und Entscheidungen beteiligt zu werden (Straßmayr et al. 2022a).

Die Ergebnisse der Österreichischen Gesundheitskompetenzstudie 2020 weisen auch darauf hin, dass vor allem Personen mittleren Alters, Personen mit niedriger formaler Bildung und niedrigem Einkommen sowie Personen mit (mehreren) chronischen Erkrankungen und Gesundheitsproblemen größere Schwierigkeiten im Umgang mit Gesundheitsinformationen, in der Kommunikation mit Angehörigen der Gesundheitsberufe und in der Navigation durch das Gesundheitssystem haben (Griebler et al. 2021b).

Welche Rolle spielen die Gesundheitsberufe bei der Förderung der Gesundheitskompetenz?

Angehörige der Gesundheitsberufe sind für die Bevölkerung bei Gesundheits- und Krankheitsfragen eine wichtige Anlaufstelle und Informationsquelle (Griebler et al. 2021a) und das Gegenüber im Gesundheitssystem. Sie spielen daher eine entscheidende Rolle, wenn es um die Stärkung der Gesundheitskompetenz der Bevölkerung geht. Angehörige der Gesundheitsberufe sollten daher in der Lage sein,

- relevantes Fachwissen zu erwerben und aktuell zu halten,
- Gesundheitsinformationen so aufzubereiten, zu erklären und zu kommunizieren, dass sie von der Zielgruppe und gegebenenfalls von deren Angehörigen verstanden, bewertet und genutzt werden können,
- die Zielgruppe bzw. die Angehörigen einzubeziehen und an Entscheidungsprozessen zu beteiligen und
- die Zielgruppe bzw. die Angehörigen bei der Nutzung digitaler Gesundheitsinformationen zu unterstützen (professionelle digitale Gesundheitskompetenz).

Dieses Kompetenzbündel wird unter dem Stichwort „professionelle Gesundheitskompetenz" diskutiert (Schaeffer und Griese 2023).

Untersuchungen zur professionellen Gesundheitskompetenz von Angehörigen der Gesundheitsberufe in Österreich (dazu gehören auch die Pflegeberufe) zeigen, dass die größte Herausforderung in der professionellen digitalen Gesundheitskompetenz liegt, gefolgt von der patientenzentrierten Informations- und Wissensvermittlung, und dass diese Themen in der Aus- und Weiterbildung berücksichtigt und durch förderliche Rahmenbedingungen am Arbeitsplatz unterstützt werden müssen (Griebler et al. 2023a; Schütze et al. 2023). Während es bei der professionellen digitalen Gesundheitskompetenz vor allem darum geht, die Zielgruppe oder ihre Angehörigen bei der Suche und Bewertung von digital verfügbaren Gesundheitsinformationen zu unterstützen, geht es bei der Informations- und Wissensvermittlung darum, die Kommunikationsvoraussetzungen der Zielgruppe oder ihrer Angehörigen einzuschätzen, ihr Vorwissen und ihre Informationsbedürfnisse zu erfassen, Informationen didaktisch geschickt zu vermitteln, mit Herausforderungen bei der Informationsvermittlung umzugehen und zu überprüfen, ob die Informations- und Kommunikationsinhalte hinreichend verstanden wurden.

Wie können Community Nurses die Gesundheitskompetenz von Klientinnen und Klienten fördern?

Die Gesundheitskompetenz von Klientinnen und Klienten von Community Nurses, ihren Angehörigen sowie Nutzerinnen und Nutzern des Gesundheitssystems kann auf vielfältige Weise gestärkt werden – idealerweise durch eine Kombination verschiedener Ansätze:

- durch die Schaffung unterstützender Rahmenbedingungen z. B. in Gesundheitseinrichtungen,
- Bereitstellung von bzw. Unterstützung bei der Suche nach guter Gesundheitsinformation,
- Förderung einer guten Gesprächsqualität und
- Patientenempowerment.

Diese Ansätze werden in den folgenden Kapiteln näher erläutert. Die Österreichische Plattform für Gesundheitskompetenz[1] (ÖPGK) bietet zu jedem der Ansätze verschiedene Tools als Unterstützung.

Unterstützende Rahmenbedingungen für Gesundheitskompetenz Gesundheitskompetenz entsteht nicht nur auf individueller Ebene, sondern vielmehr in einem Zusammenspiel aus persönlichen Voraussetzungen und den Anforderungen und Komplexitäten der Umwelt, in denen sich das Individuum befindet (Parker 2009). Die Rahmenbedingungen, die in der Umwelt – im Gesundheitssystem, in Gesundheitseinrichtungen, im konkreten Umfeld von Personen – vorherrschen, spielen eine wichtige Rolle für die Entstehung und Stärkung von Gesundheitskompetenz. Für das Setting von Pflegepersonen bzw. Community Nurses zählen dazu: gesetzliche Rahmenbedingungen des Pflegeberufs, Strukturen und Prozesse der Arbeitgeber:innen/Gesundheitseinrichtungen (wie Teamarbeit, verfügbare Zeit für Gespräche, zeitliche Abläufe, Räumlichkeiten, Verfügbarkeit von Gesundheitsinformationen u. v. m.) und Angebote der Arbeitgeber:innen/Gesundheitseinrichtungen für Mitarbeiter:innen und Nutzer:innen (wie Weiterbildungen, Partizipationsmöglichkeiten u. v. m.).

Die Rolle der Community Nurse ist mit dem Gesundheits- und Krankenpflegegesetz geregelt. Im Gegensatz zu vielen anderen Gesetzen für Gesundheitsberufe (z. B. MTD-Gesetz und Ärztegesetz) enthält das Gesundheits- und Krankenpflegegesetz den Begriff der *Gesundheitskompetenz* explizit in mehreren Paragrafen. Er findet sich im Berufsbild, in den pflegerischen Kernkompetenzen, in den Kompetenzen im multiprofessionellen Versorgungsteam sowie bei den Spezialisierungen (GuKG 1997). Pflegepersonen dürfen bzw. sollen sich also per Gesetz um die Gesundheitskompetenz der Menschen kümmern – sie sollen beraten, bei der Informationssuche unterstützen und das Selbstmanagement fördern. Auch in multiprofessionellen Teams werden Pflegepersonen als die Expertinnen und Experten für Gesundheitskompetenz

---

[1] https://oepgk.at/

gehandhabt. Diese Gesetzestexte schaffen wichtige Rahmenbedingungen für Pflegepersonen und unterstreichen die zentrale Rolle der Gesundheitskompetenz in
ihrer Arbeit.

Neben gesetzlichen Grundlagen sind direkte Arbeitgeber:innen für Pflegepersonen
eine wichtige Ressource für gute Rahmenbedingungen für die Förderung von Gesundheitskompetenz. Die HLS-PROF-Befragung hat gezeigt, dass Pflegepersonen im mobilen und niedergelassenen Bereich über bessere organisationale Rahmenbedingungen
zur Förderung der Gesundheitskompetenz der Zielgruppe verfügen als Kolleginnen
und Kollegen im (akut-)stationären Setting (Griebler et al. 2023a). Konkret heißt das,
dass die befragten Pflegepersonen im mobilen/niedergelassenen Bereich häufiger
über Zeit, geeignete Räumlichkeiten und Möglichkeiten für ungestörte Gespräche mit
der Zielgruppe verfügen, was die Gesprächsqualität verbessert.

Community Nurses sind in Österreich bei einer Gemeinde bzw. Stadt oder einem
Sozialhilfeverband angestellt oder kooperieren auf freiberuflicher Basis mit diesen
(Koordination Community Nursing 2024). Damit haben Community Nurses eine besondere Position unter den Pflegeberufen. Die Ausübung der Tätigkeit – die Menge
der Hausbesuche, Sprechstunden, Erreichbarkeit usw. – kann unterschiedlich aus-
gelegt werden, was unterschiedliche Rahmenbedingungen für die Umsetzung der Förderung von Gesundheitskompetenz bedeutet. Generell sind die Voraussetzungen für
die Förderung von Gesundheitskompetenz durch die flexible Auslegung und die
Rollendefinition der Community Nurses sehr gut. Arbeitgeber:innen können dennoch
weitere Möglichkeiten und Anreize für die Community Nurses sowie Klientinnen und
Klienten schaffen, indem sie organisationale Gesundheitskompetenz einführen (Brach
2017; Pelikan et al. 2023).

Organisationale Gesundheitskompetenz (umgesetzt in einer sogenannten „gesundheitskompetenten Organisation") bedeutet, Gesundheitskompetenz in den Strukturen,
Prozessen und der Kultur der Organisation zu verankern, indem diese z. B. ein Budget
der Gesundheitskompetenz widmet. Gesundheitskompetente Organisationen entwickeln
außerdem Materialien partizipativ mit den Nutzerinnen und Nutzern, qualifizieren ihre
Mitarbeiter:innen für gesundheitskompetente Gesprächsführung, schaffen eine möglichst barrierefreie unterstützende Umwelt, die die Orientierung für die Nutzer:innen
vereinfacht, achten auf gute mündliche und schriftliche Kommunikation mit den Nutzerinnen und Nutzern, stellen Gute Gesundheitsinformationen zur Verfügung, erhöhen
die Gesundheitskompetenz der Mitarbeiter:innen und tragen zur Gesundheitskompetenz in der Region bei (Brach et al. 2012; ÖPGK 2020b). In gesundheitskompetenten
Organisationen fällt es Mitarbeiterinnen und Mitarbeitern leichter, ihre professionelle
Gesundheitskompetenz und die der Nutzer:innen zu verbessern.

Gute Gesundheitsinformation Begriffe wie Infodemie sind seit der Corona-Pan-
demie bekannt (Zarocostas 2020). Die zunehmende Verfügbarkeit von Gesundheitsinformationen im Internet birgt sowohl für die Bevölkerung als auch für die Angehörigen von Gesundheitsprofessionen Chancen sowie Herausforderungen.

Gesundheitsinformationen – ob digital oder analog – sind dann qualitativ hochwer-
tig, wenn sie auf dem aktuellen Stand wissenschaftlicher Erkenntnisse basieren. Die
Evidenzlage sollte transparent dargelegt werden, auch dann, wenn es in einem Bereich

eigentlich zu wenig aussagekräftige Studien gibt. Außerdem wird im Sinne der „Guten Gesundheitsinformation" (ÖPGK 2020a) vorausgesetzt, dass die Herausgeberschaft bzw. Interessenkonflikte offengelegt sind. Unabhängigkeit von wirtschaftlichen Interessen ist ebenso ein wichtiger Faktor. Dazu gehört auch eine neutrale Sprache, die nicht in eine Richtung lenken will (z. B. bei mehreren Behandlungsoptionen). Zu guter Letzt ist wichtig, dass die Gesundheitsinformation zielgruppenorientiert erstellt wurde. Das umfasst Verständlichkeit, aber auch generell das Eingehen auf die Informationsbedürfnisse der jeweiligen Zielgruppe: Welche Fragen haben die Nutzer:innen einer Information? Was ist für ihren Alltag relevant? Welche Art von Medium nutzen sie am liebsten? Wie muss eine Information gestaltet sein, damit sie auch rezipiert wird? Idealerweise werden Vertreter:innen der Zielgruppe(n) in den Erstellungsprozess eingebunden, um diese Fragen zu beantworten und in Folge berücksichtigen zu können.

Es gibt einige Tools, die Community Nurses sowie Klientinnen und Klienten dabei unterstützen können, die Qualität und Vertrauenswürdigkeit von Gesundheitsinformationen einzuschätzen. So wurden etwa Checklisten konzipiert, die auch für Laiinnen und Laien gut einsetzbar sind. Eine davon ist „Infos ohne Nebenwirkung" der Universität für Weiterbildung Krems.[2] Für Fachpersonen ist eine Checkliste empfehlenswert, die insbesondere für Entscheidungshilfen entwickelt wurde: MAP-Pinfo (Stiftung Gesundheitswissen 2022) wurde von der Stiftung Gesundheitswissen herausgegeben und ist eine validierte Checkliste, die auf der Leitlinie evidenzbasierter Gesundheitsinformationen basiert (Lühnen et al. 2017).

Einen anderen Ansatz bietet die ÖPGK mit einer Liste empfehlenswerter Anbieter:innen von Gesundheitsinformationen. Die „GGI Linkliste" kann genutzt werden, um gleich auf vertrauenswürdige Websites zu gelangen, wenn man Gesundheitsanliegen hat.[3]

Gute Gesprächsqualität Gespräche zwischen Angehörigen der Gesundheitsberufe und der Bevölkerung spielen eine zentrale Rolle für die Gesundheit der österreichischen Bevölkerung. Patientenzentrierte Kommunikation ist somit essenzieller Bestandteil und Werkzeug medizinisch-therapeutischen Handelns.

Der Schlüssel für eine gute Gesprächsqualität ist die patientenzentrierte Gesprächsführung seitens der Angehörigen von Gesundheitsberufen. Diese umfasst vor allem,

- eine Beziehung aufzubauen,
- das Gespräch zu strukturieren,
- der Patientin oder dem Patienten zuzuhören,
- Verständnis für die Patientenperspektive zu zeigen,
- die für die individuelle Person richtige Menge und Art von Informationen zu vermitteln,
- genaues Erinnern und das Verständnis von Informationen zu unterstützen,
- ein gemeinsames Verständnis zu erreichen und
- mit der Patientin oder dem Patienten gemeinsam eine Entscheidung zu finden.

[2] https://www.infos-ohne-nebenwirkung.at/

[3] https://oepgk.at/schwerpunkte/gute-gesundheitsinformation-oesterreich/linkliste/

Verständigungsprobleme, Umgang mit starken Emotionen von Patientinnen und Patienten, Konflikte, Motivieren zu Lebensstiländerungen, Überbringen schlechter Nachrichten, Gespräche unter Zeitdruck – im beruflichen Alltag sind Angehörige der Gesundheitsberufe mit vielfältigen Herausforderungen konfrontiert.

Gute kommunikative Fertigkeiten helfen, solche herausfordernden Situationen besser zu bewältigen. Die positiven Auswirkungen und der Nutzen effektiver Gesprächsführung sind vielfach belegt und betreffen sowohl die Gesundheit der Zielgruppe als auch die Gesundheit und Resilienz der Angehörigen der Gesundheitsberufe (Trzeciak und Mazzarelli 2019).

Vor diesem Hintergrund hat die Österreichische Plattform Gesundheitskompetenz (ÖPGK) maßgeschneiderte qualitätsgesicherte Trainingsangebote[4] für eine patientenzentrierte Kommunikation für Angehörige der Gesundheitsberufe in unterschiedlichen Settings entwickelt, die für die Rolle und Aufgaben von Community Nurses eine wesentliche berufliche Unterstützung bieten können. Die Trainings setzen unmittelbar an den kommunikativen und klinischen Herausforderungen des beruflichen Alltags an und sind spezifisch auf die Gesprächsführung von Angehörigen der Gesundheitsberufe mit ihrer Zielgruppe ausgerichtet.

Patientenempowerment Patientenempowerment bezieht sich auf die Befähigung von Nutzerinnen und Nutzern des Gesundheitssystems, aktiv und selbstbestimmt Entscheidungen über ihre eigene Gesundheit und medizinische Versorgung zu treffen. Es bedeutet, dass die Menschen nicht nur passive Empfänger:innen von Behandlungen sind, sondern als Partner:innen im Gesundheitsprozess agieren, ihre Meinung äußern und ihre Behandlung aktiv mitgestalten.

Im Rahmen des Patientenempowerments erhalten Menschen Zugang zu Informationen und Ressourcen, die sie benötigen, um informierte Entscheidungen über ihre Gesundheit und Behandlungen zu treffen. Durch aktives Mitwirken an ihrer Gesundheitsversorgung sind sie besser in der Lage, sich auf Behandlungsgespräche vorzubereiten, ihre Behandlung zu verstehen, gemeinsame Entscheidungen zu treffen und Therapieempfehlungen anhand von Selbstmanagement umzusetzen. Patientenempowerment umfasst daher deutlich mehr als „Patientenzentrierung" oder „Patientenbeteiligung" (Castro et al. 2016).

Durch die Förderung von Patientenempowerment kann das Gesundheitssystem effizienter und patientenzentrierter werden. Eine gute Gesprächsqualität und eine vertrauensfördernde Kommunikation zwischen den Angehörigen der Gesundheitsberufe und den Patientinnen und Patienten auf Augenhöhe erhöhen auch die Patientensicherheit und die Patientenzufriedenheit (Trzeciak und Mazzarelli 2019). Dazu ist wichtig, dass sich Patientinnen und Patienten gut auf Behandlungsgespräche vorbereiten und im Gespräch nachfragen, wenn Informationen nicht verstanden werden (Schmotzer 2023). Community Nurses können eine wichtige Rolle beim Empowerment ihrer Zielgruppen spielen. Patientenempowerment setzt bei der Vermittlung Guter Gesundheitsinformation an und unterstützt

---

[4] https://oepgk.at/schwerpunkte/gute-gespraechsqualitaet-im-gesundheitssystem/trainingsangebote-nach-each/

- Selbstmanagement: Förderung der Fähigkeit, chronische Krankheiten oder Gesundheitszustände eigenständig zu managen, z. B. durch Überwachung von Symptomen, Ernährung oder Medikamenteneinnahme,
- Partizipation: Einbeziehung der Patientinnen und Patienten in Entscheidungen über ihre Behandlung und Pflege, und
- Autonomie: Unterstützung von Patientinnen und Patienten, ihre eigenen Werte und Vorlieben in den Entscheidungsprozess einzubringen.

Empowerment trägt darüber hinaus dazu bei, Ungleichheiten im Gesundheitsbereich zu verringern, indem es allen Menschen die Möglichkeit gibt, selbstbewusst zu agieren und ihre Gesundheit aktiv zu gestalten (BMSGPK 2021a).

Die Bevölkerung bei der digitalen Transformation des Gesundheitswesens zu empowern, ist eines der Leitprinzipien der 2024 vorgestellten *eHealth-Strategie Österreich* (BMSGPK 2024a). Es gilt, unter Berücksichtigung sowohl digitaler als auch analoger Möglichkeiten die Zugangs- und Versorgungsmöglichkeiten patientenzentriert weiterzuentwickeln und die integrierte Versorgung kontinuierlich zu optimieren. Die Stärkung der (digitalen) Gesundheitskompetenz der Bevölkerung, der Gesundheitsdiensteanbieter:innen und der Angehörigen der Gesundheitsberufe wurde als eigenes Ziel und Maßnahmen zur Umsetzung in der eHealth-Strategie verankert.

5.4   Der präventive Hausbesuch

Alice Edtmayer und Aida Kerschbaum

Die Gesundheitspolitik in Österreich verfolgt im Rahmen der Gesundheitsreform das Ziel, Gesundheitsförderung und Prävention voranzutreiben (BMSGPK 2024c). Eine konkrete Maßnahme für die ältere Bevölkerung soll dabei der präventive Hausbesuch durch Community Nurses sein (Bundeskanzleramt 2020).

Hintergrund und Ziel
International gibt es zahlreiche Varianten präventiver Hausbesuche. Übergeordnetes Ziel ist, ältere Menschen in ihrer häuslichen Umgebung gesundheitsfördernd und präventiv zu unterstützen (Barthelmes et al. 2020). Im Unterschied zur Pflegeberatung, die erst durchgeführt wird, wenn bereits akute Pflegebedarfe bestehen, und die auf eine optimierte Versorgung abzielt, setzt der präventive Hausbesuch früher an. Durch diesen soll einerseits Pflegebedürftigkeit verhindert oder hinausgezögert werden und sollen andererseits pflegende An- und Zugehörige dabei unterstützt werden, die eigene Gesundheit zu erhalten und die Pflegesituation zu verbessern.

Für die Pilotierung des Projekts Community Nursing 2022–2024 wurde ein Konzept für den präventiven Hausbesuch entwickelt. Im Projektverlauf wurde das Konzept zusammen mit den Umsetzerinnen und Umsetzern in mehreren Schleifen geschärft. Zusätzlich flossen Erkenntnisse aus einem anderen Projekt an der GÖG (vgl. (Edtmayer und Stulik 2023), aus einer externen Auseinandersetzung mit dem präventiven Hausbesuch durch Studierende der Hochschule IMC Krems sowie aus der Literatur in die Adaption des Konzepts ein, das in diesem Beitrag vorgestellt wird.

Die Zielgruppe

Das Angebot des präventiven Hausbesuchs richtet sich an ältere Personen, die zu Hause leben. Eine Erkenntnis aus der Pilotierung 2022–2024 ist, dass das ursprünglich vorgesehene Alter der Zielgruppe von 75 Jahren und älter zu hoch angesetzt war. Als geeignetes Alter für den Beginn des Prozesses wird nun **die Zeit rund um den Pensionsantritt** gesehen. Dieses lag 2023 bei 60,8 Jahren bei Frauen und 63,4 Jahren bei Männern (Dachverband der Sozialversicherungsträger 2024). Werden diese Zahlen dem Alter in (sehr) guter Gesundheit gegenübergestellt (Frauen: 64,7 und Männer: 63,1) (Griebler et al. 2023b), zeigt sich, dass Personen im (faktischen) Pensionsantrittsalter frühzeitig erreicht werden können, um präventiv tätig zu werden, und auch, um den notwendigen Vertrauensaufbau zwischen Community Nurse und Bevölkerung einzuleiten. Selbstverständlich können **aber auch ältere Personen** vom präventiven Hausbesuch profitieren und werden weiterhin als Zielgruppe empfohlen.

Um die Zielgruppe zu erreichen, benötigt es vielfältige Zugänge. Die Community Nurse soll dabei nicht allein für die Bewerbung des Angebots zuständig sein; es werden gezielte Marketingstrategien benötigt, deren Umsetzung von Expertinnen und Experten in diesem Gebiet begleitet werden soll. Im Zentrum steht, dass die Zielgruppe auf das Angebot aufmerksam wird und im Optimalfall aktiv auf die Community Nurse zugeht, um das Angebot in Anspruch zu nehmen. Bei Personen im Pensionsantrittsalter kann das beispielsweise über die Arbeitgeber:innen erfolgen; kennen diese das Angebot, können sie bei Pensionierungen aktiv darauf hinweisen. Weitere Möglichkeiten sind die Bewerbung über regionale Medien oder Flyer und Plakate; in Bezug auf Letztere ist darauf zu achten, eine geeignete Umgebung für die Platzierung zu wählen. Das können z. B. Ordinationen, Apotheken, Gemeindeämter, aber auch Bushaltestellen oder Supermärkte sein. Weiterhin haben sich Briefe der Gemeinde mit einem „Gutschein" für einen präventiven Hausbesuch bewährt. Auch die direkte Ansprache von Personen ist eine Möglichkeit: Community Nurses können etwa bei Veranstaltungen oder auch im Alltag, z. B. vor Supermärkten, aktiv auf potenzielle Nutzer:innen zugehen. Auch eine Bewerbung über Dritte ist möglich: Hausärztinnen und Hausärzte oder Personen aus anderen, bereits bestehenden Betreuungsverhältnissen können ihre Patientinnen und Patienten auf den präventiven Hausbesuch hinweisen. Die Basis, um diese Dienstleister:innen ins Boot zu holen, ist eine gezielte Netzwerkarbeit der Community Nurse.

Der präventive Hausbesuch – die präventiven Hausbesuche?

Präventive Hausbesuche werden als Prozess verstanden. Auch wenn der Name auf den ersten Blick eine einmalige Intervention vermuten lässt: Es handelt sich um eine zyklische Interventionsabfolge, die der Logik des Pflegeprozesses folgt und damit die Schritte Anamnese/Assessment, Pflegediagnostik, Zielformulierung, Maßnahmenplanung, Maßnahmenumsetzung und Evaluierung beinhaltet (Abb. 5.1).

Für Details zur Pflegedokumentation wird auf die Arbeitshilfe Pflegedokumentation verwiesen (vgl. Rappold und Aistleithner 2017), die unter https://jasmin.goeg.at/id/eprint/47 abgerufen werden kann. Ein Überblick über die Relevanz des Pflegeprozesses in Community Nursing findet sich in Abschn. 7.1.

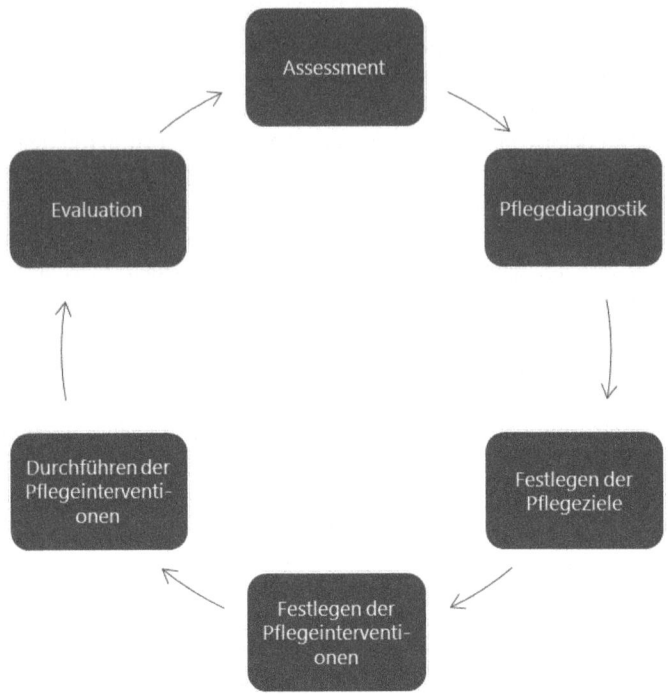

Abb. 5.1 Der Pflegeprozess. (Quelle: Rappold und Aistleithner (2017), Darstellung: GÖG)

Der Ablauf des präventiven Hausbesuchs

Wie bereits erläutert, ist der präventive Hausbesuch keine einmalige Intervention, sondern ein Prozess, der mehrere Schritte umfasst und sich über einen längeren Zeitraum erstreckt. Die in der Folge beschriebenen Schritte und hinterlegten Zeiten dienen zur Orientierung – je nach Fall können Schritte adaptiert oder zusammengefasst werden und in der Dauer variieren (Abb. 5.2 und 5.3).

Nachdem die Zielgruppe auf das Angebot aufmerksam geworden ist und sich Interessierte bei der Community Nurse gemeldet haben, wird ein Termin vereinbart, bei dem **ein umfassendes Assessment** erfolgt. Die Dauer dieses Termins hängt vom individuellen Bedarf sowie der Expertise der Community Nurse ab und wird in der Literatur mit einer Spannbreite von 35 bis 180 min (ohne Vor- und Nachbereitung) angegeben (Bannenberg et al. 2021; Barthelmes et al. 2020; Weidner et al. 2018; ZQP – Zentrum für Qualität in der Pflege 2013). Je nach Komplexität des Falls und Bedarfslage der Person können im Rahmen des Erstbesuchs bereits erste (oder auch alle) Ziele und Maßnahmen erarbeitet werden. Die Darstellung dieses kürzeren Prozesses findet sich in Abb. 5.3.

Bei komplexen Fällen erarbeitet die Community Nurse (analog zum Pflegeprozess) auf Basis des Assessments im Nachgang des Besuchs einen **Entwurf für einen Maßnahmenplan mit möglichen Zielen und Interventionen**. Die Inhalte der Maßnahmen können drei Kategorien zugeordnet werden (ZQP – Zentrum für Qualität in der Pflege 2013):

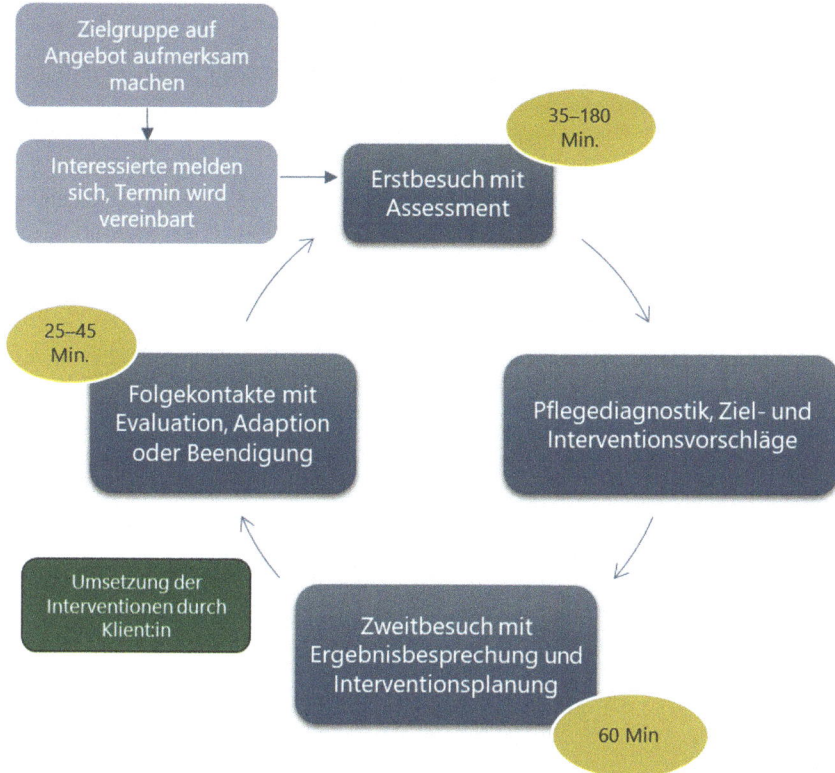

Abb. 5.2 Ablauf des präventiven Hausbesuchs bei komplexen Fällen. (Quelle und Darstellung: GÖG)

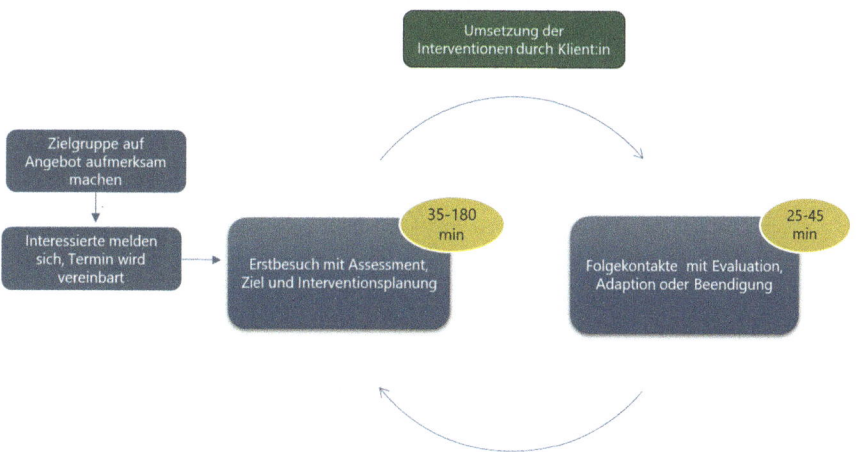

Abb. 5.3 Ablauf des präventiven Hausbesuchs bei weniger komplexen Fällen. (Quelle und Darstellung: GÖG)

- Informationsvermittlung
- Anleitung, Schulung
- Empfehlung/Weiterleitung zu anderen Gesundheitsdienstleisterinnen und -leistern (GDL) und/oder gesundheitsförderlichen Angeboten

Häufige Themen sind „Mobilität, Gesundheit, Ernährung, Haushalt und Pflege, aber auch Fragen der sozialen Vernetzung (etwa in der Familie oder in der Nachbarschaft), Vorsorgemaßnahmen, Leistungsansprüche oder auch sozioökonomische Aspekte u. a. m." (Weidner et al. 2018, S. 11). Je nach regionalen Strukturen und Themen können hier auch andere Akteurinnen und Akteure Rollen übernehmen (z. B. Sozialarbeiter:innen).

Bei einem Folgebesuch werden der Klientin oder dem Klienten die Ergebnisse des Assessments vorgestellt, **gemeinsam konkrete Ziele formuliert und Interventionen geplant**. Das Ergebnis ist ein Maßnahmenplan (z. B. analog einem Pflegeplan), den die besuchte Person erhält (Barthelmes et al. 2020), und/oder unmittelbare, konkrete Beratung oder Anleitung/Schulung (ZQP – Zentrum für Qualität in der Pflege 2013). Bei Bedarf werden weitere Folgekontakte vereinbart.

Der nächste Schritt ist die Evaluierung, die auch telefonisch oder im Büro durchgeführt werden kann und mit einer beispielhaften Dauer von 25–45 min beziffert wird (Weidner et al. 2018); hier werden die Ziele und Maßnahmen evaluiert und gegebenenfalls adaptiert. In welchem Abstand zum Erstassessment das stattfindet, obliegt der Einschätzung der DGKP.

Die für eine effektive Umsetzung notwendige Anzahl von präventiven Hausbesuchen wird in der Literatur unterschiedlich angegeben; beispielhaft wird eine Spanne von einem bis zwölf Besuche pro Jahr angeführt (Barthelmes et al. 2020). Aus Sicht der Projektbegleitung in Österreich sollte auch hier die Einschätzung der Community Nurse unter Berücksichtigung der individuellen Bedarfe den Maßstab bilden.

Fachliche Ansprüche an die Community Nurse
Neben den Kompetenzen, die die Community Nurse durch ihren Grundberuf diplomierte Gesundheits- und Krankenpflegeperson (DGKP) mitbringt, benötigt sie vertieftes Wissen in unterschiedlichen Bereichen, um den präventiven Hausbesuch erfolgreich umsetzen zu können. Vieles davon trifft auch auf andere Bereiche des Community Nursing zu, soll aber dennoch an dieser Stelle betont werden.

Aus fachlicher Sicht ist umfassendes **Wissen in Bezug auf Assessment(-instrumente)** notwendig. Ohne ein systematisches Assessment ist es schwierig, gezielt Maßnahmen zu planen und den Erfolg zu evaluieren. Eine weitere wichtige Säule sind **Kompetenzen in der Beratung**. Beratung klingt einfach, ist aber kein Selbstläufer – nicht jede:r kann beraten. Dazu benötigt es Konzepte und Methodenwissen rund um das Thema Beratung. Es wird empfohlen, auf gezielte Weiterbildung in diesem Bereich zu setzen. Wissen rund um **Gesundheitsförderung und Gesundheitskompetenz** ist eine weitere Voraussetzung. Viele DGKP orientieren sich in ihrem Denken an Krankheit und Gebrechen, es benötigt hier eine Hinwendung zu salutogenetischen Ansätzen. Neben diesen Aspekten benötigt die Community Nurse Wissen rund um Wohnraumadaptierung und rund um finanzielle Unterstützung sowie Kenntnis des vorhandenen regionalen Angebots. Auch das Wissen, **wie eine Gemeinde „funktioniert"**, ist relevant (Strukturen, Prozesse).

5.5 Social Prescribing: Verbindung von Primärversorgung und kommunalen Angeboten

Daniela Rojatz, Sandra Ecker, Theresia Unger und Lydia Fenz

> „Man braucht nicht immer einen Doktor, man braucht jemanden zum Reden." Patient:in, Schachner et al. 2021

Das Zitat aus der Evaluation des ersten Social-Prescribing-Fördercalls in Österreich verdeutlicht, worum es bei Social Prescribing geht: um Beziehungen, soziale Netzwerke und Kommunikation als gesundheitsförderliche Elemente.

Etwa jede fünfte Konsultation in der Primärversorgung erfolgt aufgrund gesundheitsrelevanter psychosozialer und emotionaler Anliegen (Polley et al. 2017), wie Einsamkeit, Armut oder Überforderung. Menschen suchen damit in Gesundheitseinrichtungen der Primärversorgung, allgemeinmedizinischen Einzelpraxen oder Primärversorgungseinheiten, Hilfe. Oft fehlen aufseiten des medizinischen Fachpersonals aber die nötige Zeit und/oder die Kenntnisse über regionale Angebote, um auch auf Anliegen außerhalb des medizinischen Spektrums einzugehen. Gerade diese Themen wirken sich aber oft nachteilig auf die Gesundheit und das Wohlbefinden der Patientinnen und Patienten aus. Hier setzt Social Prescribing an, adressiert diese Anliegen systematisch und trägt damit zu gesundheitlicher Chancengerechtigkeit, sozialer Teilhabe von Patientinnen und Patienten sowie zur subjektiven Entlastung der Mitarbeiter:innen in der Primärversorgung bei.

Social-Prescribing-Ansatz
Der Social-Prescribing-Ansatz zeichnet sich durch Personenzentrierung aus. Das heißt, die Anliegen der Patientin bzw. des Patienten stehen im Zentrum und es gibt keine vordefinierte Einschränkung auf eine Zielgruppe oder ein zu vermittelndes Angebot (wie z. B. Bewegungs- oder Kunstangebote).

Das Social-Prescribing-Konzept sieht vier zentrale Elemente vor (Rojatz et al. 2023a):

Sensibilisierung der Angehörigen der Gesundheitsberufe in der Primärversorgung (innerhalb der Einrichtung) für gesundheitsrelevante psychosoziale und emotionale Anliegen. Mitarbeiter:innen können damit Patientinnen und Patienten mit entsprechenden Bedarfen erkennen und den Social-Prescribing-Prozess einleiten. Dieser sieht die Vermittlung an eine Fachkraft mit Link-Working-Funktion (Vermittlungsfunktion) vor.

Link Working: Die Fachkraft für das Link Working arbeitet mit der Patientin bzw. dem Patienten Ressourcen und Bedarfe heraus und vermittelt, wo passend, an geeignete Angebote außerhalb des medizinisch-pflegerisch-therapeutischen Leistungsspektrums weiter. Bei der Vermittlung wird darauf geachtet, dass die Angebote niederschwellig zugänglich und mit keinen (weiteren) Zugangshürden verbunden sind. Der Beratungsprozess endet nach den derzeitigen Erfahrungen durchschnittlich nach sechs Terminen, im Idealfall mit einem abschließenden Reflexionsgespräch, dessen Ergebnis auch an das betreuende Team in der Gesundheitseinrichtung kommuniziert wird. Dadurch erfahren mitarbeitende Angehörige von Gesundheits- und Sozialberufen über den Ausgang der Vermittlung und das ergänzende, weitere Unterstützungsangebot.

Netzwerkmanagement: Eine passgenaue Angebotsvermittlung setzt eine detaillierte Kenntnis der regionalen Angebote voraus. Das Netzwerkmanagement erfordert daher die Recherche über verfügbare Angebote in der Region, aber auch eine kontinuierliche Netzwerkpflege. Das Netzwerk von Social Prescribing ist sehr breit und umfasst Angebote außerhalb des medizinisch-pflegerisch-therapeutischen Leistungsspektrums. Die Palette der weitervermittelten Angebote reicht von öffentlichen Beratungsstellen, wie Arbeitsmarktservice, über Angebote in der Natur und Kultur bis hin zum freiwilligen bzw. ehrenamtlichen Bereich.

Qualitätssicherung: Das vierte Element ist die Qualitätssicherung des Angebots von Social Prescribing durch Maßnahmen in der Organisation, Dokumentation und Schulungen sowie Supervision der Mitarbeiter:innen, aber auch durch überregionale Vernetzung der Social-Prescribing-Umsetzer:innen zum Erfahrungsaustausch und eine überregionale Begleitung zur (Weiter-)Entwicklung fachlicher Grundlagen.

Die Umsetzung von Social Prescribing erfolgt, wo möglich, in der Gesundheitseinrichtung selbst. Die Link-Working-Beratungen werden durch eine definierte Mitarbeiterin bzw. einen definierten Mitarbeiter der Gesundheitseinrichtung durchgeführt. Dies ist häufig ein:e Sozialarbeiter:in oder DGKP, aber auch Psychologinnen und Psychologen oder Angehörige der MTD-Berufe können die Funktion übernehmen. Ist die Umsetzung der Link-Working-Beratung in der Einrichtung räumlich und/oder personell nicht möglich (wie es häufig in allgemeinmedizinischen Einzelpraxen der Fall ist), kann die Beratung auch extern erfolgen. In diesem Fall wird der Bedarf in der Gesundheitseinrichtung erkannt und für die Patientin bzw. den Patienten ein Termin bei der externen Fachkraft mit Link-Working-Funktion vereinbart.

Verbreitung von Social Prescribing

Der Ansatz Social Prescribing hat seinen Ursprung in London, in einem sozial benachteiligten Stadtviertel, wo es galt, selbst aktiv zu werden und vorhandene Ressourcen zu nutzen, um die wahrgenommenen Herausforderungen zu adressieren. Mittlerweile ist Social Prescribing in über 30 Ländern in Umsetzung oder im Aufkommen (Khan et al. 2023).

In Österreich wird Social Prescribing seit 2019 stärker öffentlich diskutiert. Seit 2021 stellt das Bundesministerium für Soziales, Gesundheit, Pflege und Konsumentenschutz im Rahmen der Agenda Gesundheitsförderung bzw. deren Vorläuferprogramm Mittel für Fördercalls zur Implementierung von Social Prescribing zur Verfügung. Bis Oktober 2024 wurden insgesamt 24 Einrichtungen der medizinischen Primär- und pädiatrischen Versorgung beim Auf- und Ausbau von Social Prescribing unterstützt. Aktuell läuft die Verlängerung des dritten Fördercalls mit zehn Einrichtungen. Die Gesundheit Österreich begleitet das Projekt wissenschaftlich und die Fördernehmer:innen durch Schulungen, Vernetzungstreffen und Bereitstellung von fachlichen Grundlagen und Tools, wie der Bedarfs- und Vermittlungsdokumentation, in der die Link-Working-Beratungen festgehalten werden.

Social Prescribing – bisherige Umsetzungserfahrungen
Die bisherigen Umsetzungserfahrungen in Österreich zeigen, dass der Social-Prescribing-Prozess binnen sechs Monaten in Gesundheitseinrichtungen der Primärversorgung etabliert werden kann, Mitarbeiter:innen sich subjektiv entlastet fühlen, weil sie wissen, dass ihre Patientinnen und Patienten nun umfassend betreut werden und diese mit dem Angebot sehr zufrieden sind. Auf Basis der Zwischenauswertung des dritten Fördercalls im Mai 2024 mit Daten von 622 Patientinnen und Patienten wurde etwa erfasst, dass 98 % der Patientinnen und Patienten Social Prescribing weiterempfehlen würden und eine Weitervermittlung an Angebote bei 84 % aller beratenen Patientinnen und Patienten möglich war (Ecker 2024).

In der Praxis initiierten die Vermittlung an eine Fachkraft mit Link-Working-Funktion insbesondere Ärztinnen und Ärzte (76 %), gefolgt von Ordinationsassistentinnen und -assistenten (6,8 %). Das Durchschnittsalter der beratenen Personen lag bei 46 Jahren, wobei Frauen etwas älter waren. Von den beratenen Personen waren 65 % Frauen und 35 % Männer. 51 % der Personen waren nicht erwerbstätig; 50 % wohnten mit mehreren Personen, 25 % wohnten alleine. Wahrgenommene Belastungen der Patientinnen und Patienten, die Social Prescribing in Anspruch nahmen, betrafen insbesondere die eigene psychische und/oder körperliche Gesundheit sowie die finanzielle Situation der Person. Ressourcen waren häufig die Wohnsituation, die Navigationskompetenz sowie das soziale Netzwerk bzw. die Paarbeziehung.

Weitervermittelt wurde insbesondere an psychosoziale Beratungsstellen, Bewegungsangebote sowie Rechts-/Sozialberatung, berufliche Beratungsstellen sowie soziale Angebote/Treffen.

Wahrgenommene Veränderungen, die im Reflexionsgespräch mit den Patientinnen und Patienten besprochen wurden, betrafen insbesondere die eigene psychosoziale Gesundheit, Gesundheitsförderung/Gesundheitskompetenz/Prävention, das soziale Netz und die eigene körperliche Gesundheit.

Social Prescribing, Community Nursing und Frühe Hilfen
Wenngleich Social Prescribing alle Aspekte eines umfassenden Primary-Health-Care-Ansatzes adressiert, ist es nur ein Puzzleteil neben anderen. In den Fördercalls wurden und werden die Fördernehmer:innen daher ausdrücklich ermutigt, die Zusammenarbeit mit bestehenden Programmen, wie Community Nursing und Frühen Hilfen, zu suchen. Auf fachlicher Ebene wurde ein Factsheet zum Zusammenwirken dieser drei Ansätze herausgegeben (Rojatz et al. 2023b).

Social Prescribing, Community Nursing und Frühe Hilfen können einander in ihren Gemeinsamkeiten stärken und in den Unterschieden ergänzen. Alle drei Konzepte verfolgen das Ziel, soziale Teilhabe, Gesundheit und Lebensqualität zu fördern, insbesondere auch bei sozioökonomisch benachteiligten bzw. belasteten und/oder vulnerablen Gruppen.

Sie stellen eine Ergänzung zur kurativen Versorgung dar, orientieren sich an den Grundsätzen der Gesundheitsförderung und verfolgen einen ressourcenorientierten

Ansatz. In der Umsetzung sind die Sensibilisierung für gesundheitsrelevante psycho-soziale und emotionale Anliegen sowie multiprofessionelles und vernetzendes Arbei-ten zentral. Der Fokus liegt auf Beziehungs- und Motivationsarbeit sowie Empower-ment ebenso wie auf der Lotsenfunktion im Sinne der Weitervermittlung an be-stehende Angebote, die als hilfreich erachtet werden. Bei Community Nursing wird auch von der Erfüllung einer Link-Working-Funktion bei der Weitervermittlung an Angebote außerhalb des medizinisch-pflegerisch-therapeutischen Angebotsspektrums gesprochen. Auch das Netzwerkmanagement und die kontinuierliche Netzwerkpflege verbinden alle drei Angebote.

Während Community Nursing insbesondere auf Angebote für ältere Menschen fo-kussiert und Frühe Hilfen den Schwerpunkt auf Schwangere bzw. Familien mit Kin-dern zwischen 0 und 3 Jahren legt, ist Social Prescribing offen für alle Zielgruppen, vermittelt aber im Unterschied zu den anderen beiden Angeboten zu keinen Leistun-gen aus dem medizinisch-pflegerisch-therapeutischen Bereich weiter, sondern legt den Schwerpunkt auf soziale Integration.

Sind mehrere Programme in einer Region verfügbar (vgl. https://maps.goeg.at/), können Synergien genutzt werden, etwa bei dem Aufbau und der Pflege des Netz-werks, der Qualitätssicherung und der Reflexion des regionalen Angebots, beispiels-weise beim Umgang mit allfälligen Versorgungslücken. Mit dieser Reflexion können weitere Verbesserungen in der Region eingeleitet werden. Zudem kann das Entstehen einer lernenden Region unterstützt werden.

Ausblick

Die bisherigen Umsetzungserfahrungen zu Social Prescribing in der Primär- und pädi-atrischen Versorgung sind vielversprechend. Patientinnen und Patienten sowie Mitar-beiter:innen nehmen Vorteile war. Mit Social Prescribing werden wesentliche Aspekte des biopsychosozialen Gesundheitsbegriffs in ein strukturiertes Konzept übersetzt und es wird eine Schnittstelle zwischen Primärversorgung und den Angeboten außerhalb des medizinisch-pflegerisch-therapeutischen Leistungsspektrums geschaffen.

Bislang gibt es – abgesehen von den geförderten Einrichtungen – keine Übersicht darüber, wie viele Gesundheitseinrichtungen Social Prescribing bzw. Ansätze davon umsetzen. Die bisher bekannten Umsetzer:innen sind in der Social-Prescribing-Landkarte sichtbar: https://maps.goeg.at/social-prescribing. Ein weiterer Fördercall ist in Vorbereitung, um Social Prescribing in allen Bundesländern zu pilotieren und das Konzept weiterzuentwickeln, damit es noch besser für unterschiedliche Kontexte (Stadt, Land, Organisationsformen) adaptiert werden kann.

5.6   Systematische Netzwerkarbeit als Methode der kommunalen/regionalen Gesundheitsförderung

Marion Weigl

Die Förderung von Gesundheit stellt eine Aufgabe dar, die alle Lebensbereiche und damit Sektoren umfasst. Hinzu kommt, dass soziale Problemlagen als wesentliche Determinanten der Gesundheit multidimensional sind und multiperspektivisch bearbeitet werden sollten. Das Wahrnehmen der Bedarfe der Bevölkerung gelingt vor Ort (also kommunal bzw. regional) besser, deshalb spielt kommunale/regionale Gesundheitsförderung eine wichtige Rolle. Für eine ganzheitliche Lösung braucht es eine Vielfalt an Akteurinnen und Akteuren sowie deren Vernetzung. Eine zunehmende Diversifizierung von Angeboten und Berufen ist die Folge der komplexen Bedarfslagen und erhöht den Abstimmungsbedarf untereinander. Das kann für eine in verschiedene Bereiche organisierte und entsprechend in verschiedenen Bereichen denkende Verwaltung überfordernd sein. Eine multiprofessionelle und bereichsübergreifende Kooperation ist außerdem häufig mit Reibungsverlusten verbunden. Eine systematische Netzwerkarbeit kann zu einem besseren Verständnis und Vertrauen zwischen den unterschiedlichen Akteurinnen und Akteuren beitragen. Dadurch können aber auch Überschneidungen von Maßnahmen oder Angeboten, potenzielle Synergien, aber auch allfällige Lücken identifiziert werden. Theoretisch kann durch einen besseren Überblick, verbesserte Kooperationen und eine gemeinsame Weiterentwicklung kommunale Gesundheitsförderung so aufgesetzt und ausgebaut werden, dass möglichst alle davon profitieren.

Wie das gut gelingen kann, zeigen Programme wie die Frühen Hilfen, die Präventionsketten und die Präventionsnetze im Alter, aber auch Beispiele aus der kommunalen bzw. regionalen Gesundheitsförderung. Aus den Evaluierungen der Frühen Hilfen lässt sich beispielsweise ableiten, dass sowohl ein persönlicher als auch ein institutioneller Nutzen erlebbar sein muss, um längerfristig Interesse an der Mitwirkung an einem Netzwerk zu haben. Hinsichtlich dieses Nutzens ist relevant, welches Ziel das Netzwerk verfolgt. Handelt es sich um ein reines Kommunikationsnetzwerk, steht der Informationsaustausch im Vordergrund, bei einem Koproduktionsnetzwerk oder einem raumbezogenen Netzwerk wird die gemeinsame Weiterentwicklung zur besseren Abdeckung der vorhandenen Bedarfe angestrebt. Abgesehen von dem Erhalt von Informationen kann der Nutzen eines Netzwerks also z. B. der eigene bessere Einblick in die Angebotslandschaft, aber auch die bessere Erreichbarkeit einer Bevölkerungsgruppe sein. Er kann in einem Wissenszuwachs liegen, der durch den fachlichen Austausch oder allfällige gemeinsame Weiterbildungen entsteht. Auch eine Entlastung kann spürbar werden, wenn z. B. potenzielle Synergien identifiziert und genutzt oder womöglich gar Lücken geschlossen werden können.

Der Leitfaden für die Netzwerkarbeit als Methode der kommunalen/regionalen Gesundheitsförderung bietet eine Handlungsanleitung für den Aufbau eines (generationenübergreifenden) Gesundheitsförderungsnetzwerks. Er beschreibt zu berücksichtigende Faktoren und mögliche Hürden und gibt Empfehlungen für eine erfolgreiche Umsetzung. Der Leitfaden bietet Orientierung sowohl für jene Kommunen/Gemeinden/Gemeindeverbünde bzw. Kleinregionen, die erstmals mit einem Netzwerkaufbau beginnen, als auch für jene, die bereits auf Bestehendem aufbauen können.

Download Leitfaden: https://jasmin.goeg.at/id/eprint/4610/1/Leitfaden_Netzwerkarbeit_bf.pdf

5.7 Community Organizing als Methode in der kommunalen Gesundheitsförderung

Gerlinde Malli

Community Organizing ist ein mehrstufiger demokratischer Prozess, der Bürger:innen dazu ermächtigt, gemeinsam für ihre Interessen einzutreten und eine Verbesserung ihrer Lebensbedingungen zu erwirken (Bürgergesellschaft 2019).

Die Methode geht auf den US-Soziologen und radikal-demokratischen Bürgerrechtler Saul D. Alinsky (1909 bis 1972) zurück. Auf Grundlage seiner Arbeiten, insbesondere in sozioökonomisch benachteiligten Stadtteilen Chicagos, etablierte sich Community Organizing in Amerika als Methode der sozialen Arbeit. In Europa wurde der Ansatz erstmals Anfang der 1990er-Jahre in der deutschen Gemeinwesenarbeit erprobt. Es folgte die Gründung des Forum Community Organizing e. V. (FOCO), einer Plattform für Erfahrungsaustausch, deren Mitglieder regelmäßig Trainings in Deutschland, Studienreisen und Praktika organisieren, Projekte umsetzen und publizieren. Parallel zu FOCO entstand das Deutsche Institut für Community Organizing (DICO) an der Katholischen Hochschule für Sozialwesen in Berlin. Seit 2006 vernetzt sich die deutsche Community aktiv mit anderen europäischen Ländern. Im Jahr 2008 wurde in Paris das European Community Organizing Network (ECON) gegründet, mit dem Ziel, Community Organizing in Europa zu verbreiten und zu unterstützen (Bürgergesellschaft 2019).

In Österreich wird Community Organizing seit 2015 vor allem als eine Methode in der Gesundheitsförderung eingesetzt. Erste Erfahrungen machte Styria vitalis im Projekt „FuN – Familienunterstützende Nachbarschaft in Kapfenberg" (2015–2017) (Styria Vitalis 2024a). Das Projekt schloss interessierte Aktivbürger:innen, Organisationen, Vereine, Wirtschaftstreibende sowie Vertreter:innen der Politik zusammen, um eine aktive Nachbarschaft für (werdende) Familien aufzubauen. Schwangere, Familien, Mütter und Väter mit Kleinkindern konnten sich somit aktiv an der Gestaltung und Umsetzung unterschiedlicher Maßnahmen beteiligen. Die Gruppe „Treffpunkt für Familien" arbeitete das Konzept für das sogenannte *FamilienWohnZimmer* aus, das Anfang 2017 eröffnet wurde und bis heute als Treffpunkt für Familien mit Kleinkindern sowie als Informationsdrehscheibe zu regionalen Angeboten fungiert.

In der Steiermark folgten die Projekte „Nachbarschaft zusammen leben" (2018–2020) (Styria Vitalis 2024b) und „Wir:Füreinander" (2022–2024) (Styria Vitalis 2024c). In Oberösterreich setzte PROGES die Methode im Rahmen des Projektes „KOMM! – Gemeinsam unser Viertel beleben" (2017–2020) (PROGES 2024) ein.

Initiatorinnen und Initiatoren eines Community-Organizing-Prozesses können aktive Bürger:innen, aber auch externe Expertinnen und Experten aus dem Bereich der Gesundheitsförderung oder lokal verortete Schlüsselpersonen aus dem Gesundheits-, Bildungs- und Sozialbereich, wie beispielsweise Community Nurses, sein. Als Community Organizer leiten sie den Prozess an und haben die Aufgabe, Bürger:innen zu empowern und so lange zu begleiten, bis die Methode im Idealfall von den beteiligten Bürgerinnen und Bürgern selbst in die Hand genommen wird.

Partizipation als Grundprinzip

Bürger:innen an der Planung und Umsetzung von gesundheitsförderlichen Aktivitäten zu beteiligen, ist eine der zentralen Forderungen der Ottawa-Charta der Weltgesundheitsorganisation (WHO) aus dem Jahr 1986. Partizipation gilt seither als Grundprinzip der kommunalen Gesundheitsförderung. Sie kann unterschiedlich ausgeprägt gelebt werden: Wie intensiv sich Bürger:innen an Projekten oder Gesundheitsinitiativen beteiligen, hängt von verschiedenen Faktoren wie finanziellen Ressourcen, zeitlichen Vorgaben und konzeptionellen Überlegungen oder auch vom kulturellen, politischen und sozialen Lebensumfeld der Bürger:innen selbst ab.

Community Organizing lässt sich als Ansatz beschreiben, der einen sehr hohen Grad an Partizipation anstrebt. Er orientiert sich, wie die kommunale Gesundheitsförderung, ganz an den Anliegen und Themen der Bürger:innen. Diese werden zunächst von Organizers, die den Prozess initiieren, dazu ermutigt, ihre Probleme, Sorgen oder Herausforderungen in ihrem Leben auszusprechen und zu beschreiben. Die gesellschaftspolitische Bedeutung des Community Organizing ist unter anderem daran zu erkennen, dass die Organizers die Aufgabe haben, die strukturellen Problemlagen, die hinter den scheinbar individuellen Sorgen oder Herausforderungen der einzelnen Menschen liegen, zu identifizieren und sichtbar zu machen. Für die kommunale Gesundheitsförderung, die Community Organizing als Methode einsetzt, eröffnet sich so die Möglichkeit, auf Ebene der Verhältnisse zu intervenieren. Im Sinne der Partizipation, verstanden „als Teilhabe an Entscheidungen, die die eigene Lebensgestaltung und die eigene soziale, ökonomische und politische Situation und damit immer auch die eigene Gesundheit betreffen" (Rosenbrock und Hartung 2012), entscheiden die beteiligten Bürger:innen selbst, welche Aktivitäten zu einer Lösung führen. Am Ende des Prozesses sind sie in der Lage, sich aktiv für ihre eigenen Interessen einzusetzen und mit Entscheidungsträgerinnen und -trägern wie beispielsweise Bürgermeisterinnen und Bürgermeistern zu verhandeln. Mitverantwortung für die eigenen Themen und Anliegen wird so als konstituierendes Merkmal gefördert. Community Organizing als emanzipatorischer lokaler Prozess (bottom-up) trägt das Potenzial in sich, den etablierten kommunalpolitischen Machtstrukturen und Themenführerschaften neue Perspektiven zur Seite zu stellen.

Letztlich verfolgt Community Organizing das Ziel, dauerhafte Bürgerorganisationen zu schaffen, deren Mitglieder eigenständig handeln, um die Lebensqualität des Wohnumfelds zu verbessern. Auf der Stufenleiter der Partizipation (Wright 2020) wird so die Treppe der Selbstorganisation erreicht.

Die Schritte des Community-Organizing-Prozesses

Der Community-Organizing-Prozess folgt einem klaren Ablauf, erfordert gleichzeitig aber Offenheit, Kreativität, Flexibilität und Beziehungsarbeit. Die Stärke des Prozesses liegt darin, die Beteiligten problemzentriert und lösungsorientiert schnell ins Tun zu bringen.

In der Literatur finden sich unterschiedliche Beschreibungen des Community-Organizing-Prozesses (Forum Community Organizing e. V. (FOCO)/Stiftung Mitarbeit 2014). Die hier dargestellten Schritte folgen dem Handbuch „Wir machen das! Community Organizing als Methode in der Gesundheitsförderung" (Matko et al. 2020).

Schritt 1: Zuhören Aktivierende Gespräche als Befragungs- bzw. Kommunikations-
methode sind die Basis des Prozesses. Sie werden in der Regel von Organizers geführt
und zielen nicht nur darauf ab, jene Themen zu finden, die den befragten Bürgerinnen
und Bürgern wichtig sind, sondern steigern zugleich das Engagement und die Motivation der Befragten, sich zukünftig aktiv einzubringen. Dafür werden zum einen Tech-
niken wie beispielsweise aktives Zuhören, positive Verstärkung oder konstruktives
Feedback eingesetzt. Der Methode liegt zum anderen eine Haltung zugrunde, die auf
Respekt, Gleichwertigkeit der Gesprächspartner:innen, Offenheit, Transparenz und
nicht zuletzt ehrlichem Interesse beruht. Eine Faustformel besagt, dass die befragende
Person bis zu 80 % des Gesprächs dem Zuhören widmen sollte. Aktivierende Gespräche können dann als gelungen bezeichnet werden, wenn neben dem Erkenntnis-
gewinn eine vertrauensvolle Beziehung entstehen konnte und die Befragten motiviert
sind, sich für ihre Anliegen aktiv einzusetzen.

Da es sich beim Community Organizing um einen kollektiven Prozess handelt, ist
wichtig, möglichst viele Bürger:innen zu befragen. Als Richtwert gilt, ein Prozent der
Grundgesamtheit zu erreichen bzw. so lange zu befragen, bis eine thematische Sätti-
gung eintritt, sich die Themen also zu wiederholen beginnen. Die erhobenen Daten
werden nach Ende dieses Schrittes analysiert und thematisch verdichtet.

Schritt 2: Abstimmen Im Rahmen einer öffentlichen Veranstaltung, zu der alle Bür-
ger:innen bzw. alle interessierten Mitglieder der Zielgruppe eingeladen werden, präsentieren die Organizers die thematisch geclusterten Ergebnisse aus der Befragung.
Die Teilnehmer:innen werden zur Diskussion eingeladen. Ziel der Veranstaltung ist,
die präsentierten Themen priorisieren zu lassen und gemeinsam abzustimmen, welche
Themen zunächst bearbeitet werden. Zugleich haben die Teilnehmer:innen die
Möglichkeit, sich zur Mitarbeit für den von ihnen gewählten Themenbereich zu mel-
den. So werden Aktionsgruppen gebildet, die im nächsten Schritt Lösungen suchen
und Maßnahmen planen.

Schritt 3: Ausarbeiten und umsetzen Nach dem Zuhören und Abstimmen folgt das
erste Aktionsgruppentreffen. Die Aufgabe der Organizers ist nun, den Aufbau der
Gruppe zu unterstützen und die Realisierung der Ideen zu begleiten. Im Sinne der Partizipation ist die Gruppe von Beginn an in alle Entscheidungsschritte eingebunden. Das
betrifft auch die formalen Rahmenbedingungen der Treffen wie etwa Ort, Dauer, Uhrzeit oder Terminfindung. Auf inhaltlicher Ebene geht es darum, gemeinsam Ziele zu
definieren und Strategien sowie Lösungswege zu entwickeln. Die Organizers schaffen
Raum für Diskussion und sorgen dafür, dass alle Teilnehmenden in die Entscheidungsfindung einbezogen werden.

Da es in Community-Organizing-Prozessen im Rahmen der kommunalen Gesundheitsförderung zumeist darum geht, die Bedingungen der Lebenswelt zu verbessern,
braucht es ideelle und möglicherweise auch finanzielle Unterstützung seitens der Gemeindepolitik. Daher ist das Verhandeln mit kommunalen Entscheidungsträgerinnen
und -trägern ein wesentlicher Schritt auf dem Weg zur Realisierung der Ideen. Verhandeln bedeutet zugleich auch Ermächtigen: Im Idealfall sind es die aktiven Bür-
ger:innen selbst, die dem bzw. der Bürgermeister:in die ausgearbeiteten Pläne für die

Umsetzung präsentieren. Die Organizers bereiten mit ihnen den Termin vor und ermutigen die Gruppe dazu, sich für ihre Forderungen einzusetzen.

Während die Planung arbeitsintensiv, manchmal auch anstrengend, und eine Verhandlung oft aufregend ist, ist die Umsetzung häufig lustvoll und gibt der Aktionsgruppe die Chance, weiter zusammenzuwachsen. Sind die ersten Ziele umgesetzt, ist ratsam, die Erfolge gemeinsam zu feiern. Wertschätzung in Worten und Taten tut der Aktionsgruppe gut und motiviert dazu, weiterzumachen.

Schritt 4: Aufbau einer stabilen Bürgergruppe Der Aufbau einer stabilen Bürgergruppe, die langfristig plant und unterschiedliche zivilgesellschaftliche Themen aufgreift, bearbeitet und umsetzt, ist Teil des Community-Organizing-Prozesses.

Im Idealfall ist die Gruppe nach dem ersten Durchlauf zu einer Community zusammengewachsen, deren Mitglieder Interessen, Ziele und Werte miteinander teilen. Sie sind gestärkt und motiviert, die nächsten Themen zu bearbeiten. Die individuellen Stimmen sind zu einer kollektiven Kraft im Ort geworden, die von Gemeindeverantwortlichen respektiert wird. Die Mitglieder der Gruppe, die die Methode Community Organizing erlernt haben, übernehmen immer mehr Aufgaben selbst, die Organizers beschränken sich auf eine beratende und begleitende Rolle.

Um langfristig bestehen zu können, setzt sich die aktive Gruppe mit Fragen der Formalisierung und zukünftigen Finanzierung bzw. des Fundraising auseinander. Reicht ein loser Zusammenschluss oder ist eine Rechtsform wie beispielsweise ein Verein geeigneter?

Praxisbeispiel „Wir:Füreinander" Styria vitalis setzte von Mai 2022 bis April 2024 das FGÖ-Projekt „Wir:Füreinander" in den beiden steirischen Gesunden Gemeinden Breitenau am Hochlantsch und Weinitzen um. Erprobt wurde, ob es mit der Methode Community Organizing gelingen kann, den Aufbau einer Caring Community zu forcieren. Zielsetzung war somit, Orte und Räume für Resonanz und Repräsentanz zu schaffen, die Menschen ermöglichen, zusammenzukommen, über Sorgefragen, Sorgeorte, Einsamkeit und Isolation in Dialog zu treten und aktiv zu werden. Das Projekt setzte an den sozialen und bürgerschaftlichen Netzwerken der beiden Gemeinden an und verfolgte mit der Zielgruppe Frauen und Männer aller Altersgruppen zunächst eine offene Herangehensweise, da sich eine Caring Community prinzipiell an alle Menschen richtet. In der Betrachtung des „Care-Bedarfs" im Lebensverlauf zeigte sich, dass dieser im Säuglingsalter und in der frühen Kindheit sowie im hohen Lebensalter am größten ist. Bei Menschen mit Beeinträchtigungen, bei Menschen in prekären Lebensverhältnissen oder bei Krankheit kann der Care-Bedarf auch im Erwachsenenalter bestehen oder schlagartig ansteigen. Die Themen „Caring" und „Community" erstrecken sich somit über die gesamte Lebensspanne (Sempach 2019). In der Gemeinde Breitenau am Hochlantsch kristallisierte sich im Projektverlauf u. a. die Schwerpunktzielgruppe ältere Frauen und Männer mit Interesse an den Themen „Pflege und Älterwerden in der Gemeinde" heraus. Das Beispiel des Community-Organizing-Prozesses dieser Gemeinde wird nun im Folgenden skizziert.

Die Organizers erfuhren in aktivierenden Gesprächen mit den Breitenauer Bürgerinnen und Bürgern Eigenschaften, Stärken und Schwächen der lokalen Hilfsnetzwerke, erkundeten Sorge- und Helfensbedarfe und identifizierten Hilfe-potenzial. Die Gespräche fokussierten die Themen Einsamkeit und Isolation, Acht-samkeit und Gerechtigkeit, Nachbarschaft, Generationen und Sorgekultur. Es wurden auch Ideen für ein gutes Leben und Älterwerden in der Gemeinde gesammelt.

In der anschließenden Versammlung, zu der alle Bürger:innen des Ortes eingeladen wurden, ging es darum, die Sorgethemen für eine weitere Bearbeitung sichtbar zu machen und darüber abzustimmen. In der Folge bildeten sich drei Aktionsgruppen – in diesem Projekt als Care-Gruppen bezeichnet –, die sich den Themenfeldern „Leben mit Kleinkindern", „Breitenau gesund gestalten" und „Pflege und Älterwerden" widmeten. Die Gruppen trafen sich regelmäßig, um gemeinsam an der Umsetzung von Maßnahmen zu den priorisierten Themen zu arbeiten. Die Care-Gruppe „Pflege und Älterwerden", bestehend aus sechs älteren Breitenauer Bürgerinnen, rief – selbst-bewusst und emanzipiert von politischen Einflussnahmen – im April 2023 den „Pflege-treff Breitenau" ins Leben. Betreuende Angehörigen bzw. alle an dem Thema Interes-sierten finden seither einmal monatlich einen Rahmen für ein soziales Miteinander und einen themenbezogenen Austausch, teilweise mit thematischen Beiträgen von Gastreferentinnen und -referenten. Die Teilnahme ist kostenlos. Geteilte Erfahrungen bleiben anonym. Eine Anmeldung ist nicht erforderlich. Zudem wurde eine Pflege-treff-Telefonnummer eingerichtet. Die Gruppe brachte außerdem die Gründung des Vereines „MiB – Miteinander in Breitenau" ein und verhandelte mit Vertreterinnen und Vertretern der Gemeindepolitik über eine mögliche Umsetzung.

Neben dem Pflegetreff wurde auch ein Gartentreff initiiert, bei dem seither monat-lich gemeinsam gegärtnert wird. Mit Projektende lagen zwei weitere Projektskizzen vor, die ebenfalls die Stärkung der sozialen Teilhabe älterer Menschen am Gemein-schaftsleben der Gemeinde in den Blick nehmen: ein Treff „Gehen und Reden" als niederschwelliges kostenfreies Angebot für einen sozialen Austausch bei moderater Bewegung sowie die bewusste Ansprache von einsamen nicht mehr mobilen älteren Menschen. Diese Initiativen wurden nach Projektabschluss weiterverfolgt.

Das Projekt „Wir:Füreinander" zeigt, dass die Kombination der Methode Commu-nity Organizing mit dem Ansatz der Caring Community sinnvoll und erfolgver-sprechend ist, um den sozialen Zusammenhalt zu stärken, indem Menschen zu wich-tigen Fragen des Lebens zusammengebracht werden. Es gelingt, mit vielfältigen Ini-tiativen der lokalen Hilfe- und Helfenskultur, Wege aus der Einsamkeit zu finden und soziale Teilhabe zu ermöglichen.

Literatur

Aaby, Anna; Friis, Karina; Christensen, Bo; Rowlands, Gill; Maindal, Helle Terkildsen (2017): Health literacy is associated with health behaviour and self-reported health: A large population-based study in individuals with cardiovascular disease. In: European journal of preventive cardiology 24/17:1880–1888

Bannenberg, Norman; Førland, Oddvar; Iversen, Tor; Karlsson, Martin; Øien, Henning (2021): Preventive Home Visits. In: American journal of health economics 7/496

Barthelmes, Ina; Geyer, Jennifer; Braeseke, Grit (2020): Gesundheitsförderung und Prävention im Rahmen präventiver Hausbesuche. Eine explorative Literaturstudie. IGES Institut GmbH, Berlin

Berkman, Nancy D.; Sheridan, Stacey L.; Donahue, Katrina E.; Halpern, David J.; Crotty, Karen (2011): Low health literacy and health outcomes: an updated systematic review. In: Annals of internal medicine 155/2:97–107

Bitzer, Eva-Maria; Spörhase, Ulrike (2015): Was macht Menschen gesundheitskompetent? Kompetenzerwerb aus pädagogischer und Public Health-Perspektive. In: Health Literacy/ Gesundheitsförderung – Wissenschaftliche Definitionen, empirische Befunde und gesellschaftlicher Nutzen. Hg. v. Bundeszentrale für gesundheitliche Aufklärung (BZgA), Köln: 39–21

BMGF (2017): Gesundheitsziel 2: Für gesundheitliche Chancengerechtigkeit zwischen den Geschlechtern und sozioökonomischen Gruppen unabhängig von Herkunft und Alter sorgen. Bericht der Arbeitsgruppe. April 2017. Hg. v. Bundesministerium für Gesundheit und Frauen (BMGF). Wien

BMSGPK (2021a): Empfehlungen zur Verbesserung der Gesundheitskompetenz in Österreich auf Basis der Ergebnisse aus der österreichischen Gesundheitskompetenzerhebung HLS19-AT. Hg. v. Bundesministerium für Soziales, Gesundheit, Pflege und Konsumentenschutz (BMSGPK), Wien

BMSGPK (2024a): eHealth-Strategie Österreich. Hg. v. Gesundheit Bundesministerium für Soziales, Pflege und Konsumentenschutz (BMSGPK). Wien

BMSGPK (2024c): Zielsteuerungsvertrag auf Bundesebene. Fassung gemäß Beschluss der Bundes-Zielsteuerungskommission vom 7. Juni 2024

Bourdieu, Pierre (2020): Die feinen Unterschiede: Kritik der gesellschaftlichen Urteilskraft. 27. Aufl., suhrkamp taschenbuch wissenschaft, Frankfurt/Main

Brach, Cindy (2017): The Journey to Become a Health Literate Organization: A Snapshot of Health System Improvement. In: Stud Health Technol Inform 2017/240:203–237

Brach, Cindy; Keller, Debra; Hernandez, Lyla M; Baur, Cynthia; Parker, Ruth; Dreyer, Benard; Schyve, Paul; Lemerise, Andrew J; Schillinger, Dean (2012): Ten attributes of health literate health care organizations. Institute of Medicine of the National Academies, Washington, DC

Bundeskanzleramt (2020): Aus Verantwortung für Österreich. Regierungsprogramm 2020-2024 [Online]. Bundeskanzleramt Österreich. https://www.bundeskanzleramt.gv.at/dam/jcr:7b9e 6755-2115-440c-b2ec-cbf64a931aa8/RegProgramm-lang.pdf [Zugriff am 22.11.2024]

Bürgergesellschaft (2019): Zur Geschichte des Community Organizing in Deutschland [Online]. Stiftung Mitarbeit. https://www.buergergesellschaft.de/praxishilfen/community-organizing/ wer-macht-es-hier/zur-geschichte-des-community-organizing-in-deutschland/ [Zugriff am 10.10.2024]

Castro, Eva Marie; Van Regenmortel, Tine; Vanhaecht, Kris; Sermeus, Walter; Van Hecke, Ann (2016): Patient empowerment, patient participation and patient-centeredness in hospital care: A concept analysis based on a literature review. In: Patient Education and Counseling 2016/99:1923–1939

Cloetta, Bernhard; Spörri-Fahrni, Adrian; Spencer, Brenda; Ackermann, Günter; Broesskamp-Stone, Ursel; Ruckstuhl, Brigitte (2005): Anleitung zum Ergebnismodell von Gesundheitsförderung Schweiz . Modell zur Typisierung von Ergebnissen der Gesundheitsförderung und Prävention [Online]. Gesundheitsförderung Schweiz. https://gesundheitsfoerderung.ch/sites/ default/files/migration/documents/Anleitung_Ergebnismodell_Gesundheitsfoerderung_ Schweiz.pdf [Zugriff am 28.11.2024]

Csandl, Magdalena; Kager, Julia; Koch, Katharina; Schnabel, Florian (2023): Strukturelle Verankerung von gesunden, altersgerechten Nachbarschaften – Caring Communities. Gesundheit Österreich, Wien

Dachverband der Sozialversicherungsträger (2024): Jahresbericht der österreichischen Sozialversicherung. Dachverband der Sozialversicherungsträger, Wien

Ecker, Sandra (2024): Social Prescribing. Bedarfs- und Vermittlungsdoku 2023/24. Erste Ergebnisse einer Zwischenauswertung im Mai 2024. 1 Österreichischen Social-Prescribing-Konferenz. Wien, 19. Juni 2024

Edtmayer, Alice; Stulik, Barbara (2023): Innovative Community Care Center (I-CCC) – Evaluation der präventiven Hausbesuche Teil 2. Ergebnisberich. Gesundheit Österreich, Wien

Faltermaier, T.; Leplow, B.; von Salisch, M.; Selg, H.; Ulich, D. (2023): Gesundheitspsychologie. Verlag W. Kohlhammer, Stuttgart

Faltermaier, Toni (2020): Subjektive Gesundheit: Alltagskonzepte von Gesundheit. Bundesinstitut für Öffentliche Gesundheit, [Online]. https://leitbegriffe.bzga.de/alphabetisches-verzeichnis/subjektive-gesundheit-alltagskonzepte-von-gesundheit/ [Zugriff am 28.11.2024]

Faltermaier, Toni (2024): Gesundheitsverhalten, Krankheitsverhalten, Gesundheitshandeln. Leitbegriffe der Gesundheitsförderung und Prävention. Glossar zu Konzepten, Strategien und Methoden. Bundeszentrale für gesundheitliche Aufklärung (BZgA), Köln

Fan, Z. Y.; Yang, Y.; Zhang, F. (2021): Association between health literacy and mortality: a systematic review and meta-analysis. In: Arch Public Health 79/1:119

Fernandez, D. M.; Larson, J. L.; Zikmund-Fisher, B. J. (2016): Associations between health literacy and preventive health behaviors among older adults: findings from the health and retirement study. In: BMC Public Health 16/596

FGÖ (2021): Qualitätskriterien zu Grundprinzipien der Gesundheitsförderung [Online]. Fonds Gesundes Österreich (FGÖ). https://fgoe.org/qualitaetskriterien_grundprinzipien [Zugriff am 08.11.2021]

Gibney, Sarah; Bruton, Lucy; Ryan, Catherine; Doyle, Gerardine; Rowlands, Gillian (2020): Increasing health literacy may reduce health inequalities: evidence from a national population survey in Ireland. In: International Journal of Environmental Research and Public Health 17/16:5891

Griebler, Robert; Schütze, Denise; Straßmayr, Christa; Link, Thomas (2023a): Professionelle Gesundheitskompetenz ausgewählter Gesundheitsprofessionen/-berufe. Ergebnisse für Österreich. Professionelle Gesundheitskompetenz ausgewählter Gesundheitsprofessionen/-berufe Ergebnisse einer Pilotstudie in der Schweiz, Deutschland und Österreich (HLS-PROF). Hg. v. HLS-PROF Konsortium. Zürich – Berlin/Bielefeld – Wien

Griebler, Robert; Straßmayr, Christa; Mikšová, Dominika; Link, Thomas; Nowak, Peter; und die Arbeitsgruppe Gesundheitskompetenz-Messung der ÖPGK (2021a): Gesundheitskompetenz in Österreich: Ergebnisse der österreichischen Gesundheitskompetenzerhebung HLS19-AT. Bundesministerium für Soziales, Gesundheit, Pflege und Konsumentenschutz (BMSGPK), Wien

Griebler, Robert; Straßmayr, Christa; Mikšová, Dominika; Link, Thomas; Nowak, Peter; und die Arbeitsgruppe Gesundheitskompetenz-Messung der ÖPGK (2021b): Factsheet Österreichische Gesundheitskompetenz-Erhebung 2020. Hg. v. Gesundheit Bundesministerium für Soziales, Pflege und Konsumentenschutz (BMSGPK). Wien

Griebler, Robert; Straßmayr, Christa; Nowak, Peter; und die Arbeitsgruppe Gesundheitskompetenz-Messung der ÖPGK (2022): Navigationskompetenz im Gesundheitswesen. Factsheet zu den HLS19-AT Ergebnissen. Gesundheit Österreich, Wien

Griebler, Robert; Winkler, Petra; Delcour, Jennifer; Antosik, Jennifer; Leuprecht, Eva; Monika; Nowotny; Schmutterer, Irene; Sax, Gabriele; Juraszovich, Brigitte; Pochobradsky, Elisabeth; Kucera, Sabrina (2023b): Österreichischer Gesundheitsbericht 2022. Hg. v. Gesundheit Bundesministerium für Soziales, Pflege und Konsumentenschutz (BMSGPK). Wien

Griebler, Robert; Winkler, Petra; Delcour, Jennifer; Leuprecht, Eva; Nowotny, Monika; Schmutterer, Irene; Sax, Gabriele; Juraszovich, Brigitte; Pochobradsky, Elisabeth; Kucera, Sabrina (2023c): Österreichischer Gesundheitsbericht 2022. Hg. v. Gesundheit Bundesministerium für Soziales, Pflege und Konsumentenschutz (BMSGPK). Wien

GuKG (1997): Gesundheits- und Krankenpflegegesetz – GuKG sowie Änderung des Krankenpflegegesetzes, des Ausbildungsvorbehaltsgesetzes und des Ärztegesetzes 1984, BGBl. I Nr. 108/1997

Honneth, Axel (2018): Kampf um Anerkennung. 10. Aufl., Suhrkamp, Frankfurt/Main

Hurrelmann, Klaus; Richter, Matthias (2022): Determinanten der Gesundheit. Leitbegriffe der Gesundheitsförderung und Prävention Glossar zu Konzepten, Strategien und Methoden [Online]. Bundeszentrale für gesundheitliche Aufklärung (BZgA) https://leitbegriffe.bzga.de/alphabetisches-verzeichnis/determinanten-der-gesundheit/ [Zugriff am 28.11.2024]

Kaba-Schönstein, Lotte (2018): Gesundheitsförderung 1: Grundlagen. Leitbegriffe der Gesundheitsförderung und Prävention Glossar zu Konzepten, Strategien und Methoden [Online]. Bundeszentrale für gesundheitliche Aufklärung (BZgA) https://leitbegriffe.bzga.de/alphabetisches-verzeichnis/gesundheitsfoerderung-1-grundlagen/ [Zugriff am 28.11.2024]

Khan, H; Giurca, BC; Sanderson, J; Dixon, M; Leitch, A; Cook, C; Evans, N; Wallace, C; Robinson, D; Mulligan, K (2023): Social prescribing around the world: a world map of global developments in social prescribing across different health system contexts. National Academy for Social Prescribing. London

Kickbusch, Ilona; Pelikan, Jürgen M.; Apfel, Franklin; Tsouros, Agis D. (2013): Health literacy: The solid facts. World Health Organization (WHO) Regional Office for Europe, Copenhagen

Kim, Kyounghae; Han, Hae-Ra (2016): Potential links between health literacy and cervical cancer screening behaviors: a systematic review. In: Psycho-Oncology 25/2:122–130

Klemperer, D. (2020): Sozialmedizin – Public Health – Gesundheitswissenschaften: Lehrbuch für Gesundheits– und Sozialberufe. 4. überarbeitete und erweiterte Auflage. Aufl., Hogrefe AG, Wien

Koordination Community Nursing (2024): Hintergrundinformationen zu den Community Nursing Projekten im Rahmen des österreichischen Aufbau- und Resilienzplans (ARP) Factsheet. Stand März 2024. Gesundheit Österreich, Wien

Lühnen, J.; Albrecht, M.; Mühlhauser, I.; Steckelberg, A. (2017): Leitlinie evidenzbasierte Gesundheitsinformation, Hamburg [Online]. https://www.leitlinie-gesundheitsinformation.de [Zugriff am 27.11.2024]

M-POHL (2025): M-POHL – WHO Action Network on Measuring Population and Organizational Health Literacy [Online]. https://m-pohl.net/ [Zugriff am 04.06.2025]

Matko, Alima; Kretschi, Nina; Manninger, Kathrin; Malli, Gerlinde; Pflavcak, Barbara (2020): Wir machen das! Community Organizing als Methode in der Gesundheitsförderung. Ein Handbuch für die Praxis. Styria Vitalis, Graz

Naidoo, Jennie; Wills, Jane (2019): Lehrbuch der Gesundheitsförderung. Hg. v. Bundeszentrale für Gesundheitliche Aufklärung, 3. Aufl., Verlag für Gesundheitsförderung, Gamburg

Nakayama, Kazuhiro; Yonekura, Yuki; Danya, Hitomi; Hagiwara, Kanako (2022): Associations between health literacy and information-evaluation and decision-making skills in Japanese adults. In: BMC Public Health 22/1:1473

ÖPGK (2020a): Gute Gesundheitsinformation Österreich. Die 15 Qualitätskriterien. Der Weg zum Methodenpapier — Anleitung für Organisationen. Bundesministerium für Soziales, Gesundheit, Pflege und Konsumentenschutz, Frauengesundheitszentrum, Österreichische Plattform Gesundheitskompetenz, Wien, Graz

ÖPGK (2020b): Selbsteinschätzungsinstrument für Gesundheitskompetenz in Gesundheitseinrichtungen. Version 2.0. Österreichische Plattform Gesundheitskompetenz, Wien

Parker, Ruth (2009): Measures of Health Literacy: What? So What? Now What? In: Measures of Health Literacy: Workshop Summary. Hg. v. Lyla M. Hernandez, The National Academies Press, Washington: 98–91

Parker, Ruth; Ratzan, Scott C (2010): Health literacy: a second decade of distinction for Americans. In: Journal of health communication 15/S2:20–33

Pelikan, Jürgen M; Dietscher, Christina; Straßmayr, Christa (2023): Organisationale Gesundheitskompetenz: Überblick. In: Gesundheitskompetenz. Hg. v. Katharina Rathmann et al., Springer Berlin Heidelberg, Berlin, Heidelberg: 1–17

Pelikan, Jürgen M.; Ganahl, Kristin; Roethlin, Florian (2018): Health literacy as a determinant, mediator and/or moderator of health: Empirical models using the European Health Literacy Survey dataset. In: Global health promotion14:1757975918788300

Polley, Marie; Fleming, James; Anfilogoff, Tim; Carpenter, Andrew (2017): Making sense of Social Prescribing. University of Westminster, London

Pospiech, Stefan; Kilian, Holger; Hartl, Jennifer; Jerratsch, Anne; Amler, Marion (2021): Kriterien für gute Praxis der soziallagenbezogenen Gesundheitsförderung des Kooperationsverbundes Gesundheitliche Chancengleichheit. Hg. v. Geschäftsstelle bei Gesundheit Berlin-Brandenburg e.V. Kooperationsverbund Gesundheitliche Chancengleichheit. Berlin

PROGES (2024): Komm! Bleib Gesund. Gesundheitsförderung im Stadtteil [Online]. https://www.proges.at/komm/ [Zugriff am 09.10.2024]

Rappold, Elisabeth; Aistleithner, Regina (2017): Arbeitshilfe Pflegedokumentation 2017. Im Auftrag des Bundesministeriums für Gesundheit und Frauen. 3. überarbeitete. Aufl., Gesundheit Österreich, Wien

Rojatz, Daniela; Antosik, Jennifer; Ecker, Sandra; Fenz, Lydia; Haas, Sabine (2023a): Social Prescribing Entwurf eines Idealmodells für Österreich. Gesundheit Österreich, Wien

Rojatz, Daniela; Haas, Sabine; Sackl, Anita (2023b): Bevölkerungsorientierte Programme im Kontext von Public Health: Frühe Hilfen, Social Prescribing, Community Nursing. Factsheet. Gesundheit Österreich, Wien

Rosenbrock, Rolf; Hartung, Susanne (2012): Gesundheit und Partizipation. Einführung und Problemaufriss. In: Handbuch Partizipation und Gesundheit. Hg. v. Rolf Rosenbrock, Susanne Hartung, Verlag Hans Huber,, Bern: 26–8

Savage, Christine L (2019): Public/community Health and Nursing Practice: Caring for Populations. FA Davis, Philadelphia

Schachner, Anna; Weber, Roman; Fleischhanderl, Ulrike; Rappauer, Anita (2021): Evaluationsbericht zur Vorbereitung und Durchführung von Social Prescribing in Österreich. queraum. kultur- und sozialforschung, Wien

Schaeffer, Doris; Griese, Lennert (2023): Professionelle Gesundheitskompetenz – Konzeptioneller Rahmen. Professionelle Gesundheitskompetenz ausgewählter Gesundheitsprofessionen/-berufe Ergebnisse einer Pilotstudie in der Schweiz, Deutschland und Österreich (HLS-PROF). Hg. v. HLS-PROF Konsortium. Zürich – Berlin/Bielefeld – Wien

Schmotzer, Christoph (2023): Tipps für Ihr Arztgespräch. Leitfaden. Gesundheit Österreich, Wien

Schütze, Denise; Straßmayr, Christa; Link, Thomas; Griebler, Robert (2023): Professionelle Gesundheitskompetenz von Apothekerinnen/Apothekern, Hebammen und Diätologinnen/Diätologen. Ergebnisse der HLS-PROF-AT-Befragung 2023. Factsheet. Gesundheit Österreich, Wien

Schwartz, Friedrich Wilhelm; Walter, Ulla; Siegrist, Johannes; Kolip, Petra; Leidl, Reiner; Busse, Reinhard; Amelung, Volker; Dierks, Marie-Luise (2023): Public Health: Gesundheit und Gesundheitswesen. 4. Auflage, Elsevier Health Sciences, München.

Sempach, Robert (2019): Caring Communities auf dem Prüfstand. In: Thema Im Fokus Zeitschrift der Dialog Ethik 19/2:32-35

Spicker, Ingrid; Lang, Gert (2010): Kommunale Gesundheitsförderung mit Fokus auf ältere Menschen. Argumente, Maßnahmen, Vorgehensweisen. Projekt im Auftrag des Fonds Gesundes Österreich. Forschungsinstitut des Roten Kreuzes, Wien

Steinbach, H. (2022): Gesundheitsförderung und Prävention: für Pflege- und andere Gesundheitsberufe. Facultas, Wien

Stiftung Gesundheitswissen (2022): Verlässliche Gesundheitsinformationen erkennen – mit der validierten Checkliste MAPPinfo [Online]. Stiftung Gesundheitswissen (SGW). https://www.stiftung-gesundheitswissen.de/mappinfo [Zugriff am 24.11.2022]

Stormacq, Coraline; Van den Broucke, Stephan; Wosinski, Jacqueline (2019): Does health literacy mediate the relationship between socioeconomic status and health disparities? Integrative review. In: Health Promotion International 34/5:e1–e17

Straßmayr, Christa; Griebler, Robert; Nowak, Peter; Sator, Marlene; und die Arbeitsgruppe Gesundheitskompetenz-Messung der ÖPGK (2022a): Kommunikative Gesundheitskompetenz im Rahmen ärztlicher Gespräche. Factsheet zu den HLS19-AT Ergebnissen. Gesundheit Österreich, Wien

Straßmayr, Christa; Griebler, Robert; Nowak, Peter; und die Arbeitsgruppe Gesundheitskompetenz-Messung der ÖPGK (2022b): Digitale Gesundheitskompetenz. Factsheet zu den HLS19-AT-Ergebnissen. Gesundheit Österreich, Wien

Styria Vitalis (2024a): FuN-Familienunterstützende Nachbarschaft in Kapfenberg. Unterstützung von Schwangeren sowie Müttern und Vätern mit Kleinkindern [Online]. https://styriavitalis.at/information-service/projektarchiv/fun-in-kapfenberg/ [Zugriff am 09.10.2024]

Styria Vitalis (2024b): Nachbarschaft zusammen leben [Online]. https://styriavitalis.at/information-service/projektarchiv/nachbarschaft/ [Zugriff am 09.10.2024]

Styria Vitalis (2024c): Wir:Füreinander. Förderung von Solidarität & Sorgekultur [Online]. https://styriavitalis.at/information-service/projektarchiv/wir-fuereinander/ [Zugriff am 09.10.2024]

The HLS19 Consortium of the WHO Action Network M-POHL (2021): International Report on the Methodology, Results, and Recommendations of the European Health Literacy Population Survey 2019-2021 (HLS19) of M-POHL. International Report, Austrian National Public Health Institute, Vienna

Trzeciak, Stephen; Mazzarelli, Anthony (2019): Compassionomics: The revolutionary scientific evidence that caring makes a difference. Studer Group, Pensacola

Weber, Dominik; Hösli, Sabina (2020): Chancengleichheit in Gesundheitsförderung und Prävention. Bewährte Ansätze und Erfolgskriterien. Kurzversion für die Praxis. Hg. v. Gesundheitsförderung Schweiz (GFCH) Bundesamt für Gesundheit (BAG), Schweizerische Konferenz der kantonalen Gesundheitsdirektorinnen und -direktoren (GDK). Bern

Weidner, F; Gebert, A; Weber, C; Brünett, M; Ehrling, C; Seifert, K (2018): Handreichung für Kommunen. Umsetzung präventiver Hausbesuche für Seniorinnen und Senioren. Hg. v. Deutsches Insitut für angewandte Pflegeforschung e.V. (DIP). Köln

WHO (2007): Global Age-friendly Cities: A Guide. World Health Organization, Geneva

Woudstra, Anke J; Smets, Ellen MA; Verdam, Mathilde GE; Fransen, Mirjam P (2019): The role of health literacy in explaining the relation between educational level and decision making about colorectal cancer screening. In: International Journal of Environmental Research and Public Health 16/23:4644

Wright, Michael T (2020): Partizipation: Mitentscheidung der Bürgerinnen und Bürger. Bundeszentrale für gesundheitliche Aufklärung (BZgA): Leitbegriffe der Gesundheitsförderung und Prävention Glossar zu Konzepten, Strategien und Methoden [Online]. https://leitbegriffe.bzga.de/alphabetisches-verzeichnis/partizipation-mitentscheidung-der-buergerinnen-und-buerger/ [Zugriff am 28.11.2024]

Zarocostas, John (2020): How to fight an infodemic. In: The Lancet 395/10225:676

ZQP – Zentrum für Qualität in der Pflege (2013): Präventive Hausbesuche. Entwicklung eines methodisch fundierten Dienstleistungskonzepts für Präventive Hausbesuche. Abschlussbericht Hg. v. IGES Institut GmbH Bernd Deckenbach. Berlin

(Interprofessionelle) Zusammenarbeit

6

Linda Eberle

Zusammenfassung

Die interprofessionelle Zusammenarbeit ist ein zentraler Erfolgsfaktor für die Umsetzung von Community Nursing in Österreich. Sie ermöglicht ein effektives Zusammenspiel von Angehörigen verschiedener Gesundheits- und Sozialberufe, um eine integrierte, bedarfsorientierte und patienten- bzw. personzentrierte Versorgung sicherzustellen.

6.1 Begriffsklärung der interprofessionellen Zusammenarbeit

Der Begriff Interprofessionalität ist gekennzeichnet durch das Miteinander von Personen mit verschiedenen beruflichen Hintergründen und Qualifikationen, die gemeinsam mit Situationen umgehen müssen und gemeinsame Lösungsstrategien erarbeiten, was Interaktion benötigt (Sottas 2013). Die WHO definiert **interprofessionelle Zusammenarbeit** (IPZ) als Zusammenarbeitsform von Personen mit verschiedenem beruflichen Hintergrund, deren Fähigkeiten sich ergänzen, wodurch ein neues, gemeinsames Verständnis geschaffen wird. IPZ kann also als die integrative Kooperation von Angehörigen verschiedener (Gesundheits-)Berufe verstanden werden, die durch die Bündelung komplementärer Kompetenzen und Fähigkeiten darauf abzielt, eine qualitativ hochwertige, patienten- bzw. personzentrierte Versorgung unter optimaler Nutzung von Ressourcen zu ermöglichen. Dabei ist IPZ ein Ansatz, bei dem Angehörige verschiedener Berufsgruppen mit unterschiedlichen Fachkenntnissen und Perspektiven koordiniert zusammenarbeiten, um gemeinsame Versorgungsziele zu erreichen (WHO 2010).

L. Eberle (✉)
Gesundheit Österreich GmbH, Wien, Österreich
E-Mail: linda.eberle@goeg.at

© Der/die Autor(en) 2025
Community Nursing in Österreich, https://doi.org/10.1007/978 3 662-71838-4_6

Trotz der Wichtigkeit und Akzeptanz von IPZ ist die Begriffsdefinition von IPZ in der wissenschaftlichen Literatur uneinheitlich und schwammig. Auch nicht klar abgegrenzt ist, wann Zusammenarbeitsformen als IPZ gelten und welche Faktoren eine gelingende IPZ ausmachen. Diese Uneinheitlichkeit in der Begriffsbestimmung kann einerseits als Schwäche bezeichnet und verstanden werden, erweist sich jedoch auch als funktional, da sie IPZ zu einer Art „kommunikativer Klammer" macht, unter der sich verschiedene Akteurinnen und Akteure im Gesundheitswesen zusammenfinden können, um spezifische Interessen und Ansätze in unterschiedlichen Kontexten zu formulieren. IPZ kann jedoch nicht als ein definiertes, kohärentes Konzept verstanden werden, dient aber in seiner Offenheit als Instrument zur Positionsdefinition und zur Identifikation von Handlungsbedarfen (Atzeni et al. 2017; Haddara und Lingard 2013; WHO 2010).

Atzeni et al. (2017) beschreiben, angelehnt an die Diskursanalyse von Haddara und Lingard (2013), zwei Hauptansätze, die den Diskurs zu IPZ prägen:

1.) **utilitaristischer Ansatz**: Dieser betont die Effizienzgewinne und die Optimierung der Gesundheitsversorgung durch eine verbesserte Zusammenarbeit.
2.) **emanzipatorischer Ansatz**: Hier liegt der Fokus auf der Gleichstellung und dem Abbau von Dominanzverhältnissen zwischen den Berufsgruppen, um eine Kooperation „auf Augenhöhe" zu fördern.

6.2   Zusammenarbeit im Community Nursing

Im Community Nursing sind viele Interventionsbereiche unter dem Lichte von Zusammenarbeit als Grundprämisse zu sehen. Verschiedene Zusammenarbeitsformen sind in den Bereichen Netzwerkarbeit, Koordination, Konsultation und Kooperation sowie durch gemeinschaftliche Aktivitäten möglich und ersichtlich.

Betrachtet man das Public Health Intervention Wheel (PHIW), so ist der orangefarbene Sektor jener, der Zusammenarbeit im Bereich des Community Nursing beschreibt.

Dieser Sektor umfasst die Bereiche „Collaboration", „Coalition Building" und „Community Organizing". Diese Aufgabenbereiche umfassen Interventionen des kollektiven und kollaborativen Handelns, die stark auf der Community- und Systemebene angesiedelt sind. Während Coalition Building und Community Organizing auf Individualebene gar nicht möglich sind, kann Collaboration, verstanden als Zusammenarbeit, auf allen drei Ebenen stattfinden. Dabei werden gegenseitige und gemeinsame Ressourcen genutzt, um ein gemeinsames Ziel zu erreichen. Dies erfordert in der Regel die Mitwirkung mehrerer Akteurinnen und Akteure sowie Professionen. (Minnesota Department of Health – MDH 2019)

Zusammenarbeit wird im Zusammenhang mit dem Public Health Intervention Wheel als Fähigkeit verstanden, um Gesundheit zum gegenseitigen Nutzen und für ein gemeinsames Ziel zu fördern und zu schützen. Die Zusammenarbeit umfasst den Informationsaustausch, harmonisierte Maßnahmen und gemeinsame Ressourcen (National Business Coalition on Health 2008, zitiert nach Minnesota Department of Health – MDH 2019).

Zusammenarbeit ist ein zentrales Element der Praxis von CN und eng mit den Konzepten bzw. Interventionsbereichen des Community Organizing und Coalition Building verknüpft. Während unter Community Organizing die Mobilisierung und Aktivierung von Gemeinschaften und unter Coalition Building die strategische Bündelung von Ressourcen und die Bildung langfristiger Allianzen verstanden werden, finden diese beiden Interventionen ausschließlich auf der Ebene von Gemeinschaft und System statt. Im Gegensatz dazu wird Zusammenarbeit auf allen Interventionsebenen – individuell, gemeinschaftlich und systemisch – umgesetzt. Gemeinsam ist allen drei Ansätzen, dass sie auf Empowerment, der Erreichung gemeinsamer Ziele und der Nutzung kollektiver Ressourcen basieren. Diese Prinzipien ermöglichen, Ressourcen zu bündeln und gemeinsam nachhaltige Lösungen für Gesundheits-, Versorgungs- und Vorsorgefragen zu entwickeln (Minnesota Department of Health – MDH 2019).

6.3   Kompetenzen für Zusammenarbeit

Diese Zusammenarbeit setzt spezifische Kompetenzen voraus, die über die berufsspezifischen Fähigkeiten hinausgehen. Die **Kernkompetenzen für interprofessionelle Zusammenarbeit** unterstreichen die Vision, dass interprofessionelle Zusammenarbeit ein Schlüssel zur Förderung einer sicheren, hochwertigen, zugänglichen, gerechten und personzentrierten Versorgung sowie zur Verbesserung der Gesundheit von Bevölkerungen ist. Ziel des Kompetenzmodells ist, Lernende darauf vorzubereiten, sich auf lebenslanges Lernen und Zusammenarbeit einzulassen, um die Gesundheit sowohl von Einzelpersonen als auch von Bevölkerungsgruppen zu fördern. Die Kompetenzen werden vom IPEC – Interprofessional Education Collaborative (2023) in vier Hauptbereiche unterteilt:

- **Werte und Ethik**: Förderung eines Klimas gemeinsamer Werte, ethischen Verhaltens und gegenseitigen Respekts innerhalb von Teams
- **Rollen und Verantwortlichkeiten**: Nutzung des Wissens über die eigene Rolle und die Expertise der Teammitglieder, um individuelle und bevölkerungsbezogene Gesundheitsziele zu erreichen
- **Kommunikation**: effektive, respektvolle und empathische Kommunikation innerhalb des Teams
- **Teams und Teamarbeit**: Anwendung von Prinzipien der Teamarbeit, um die eigene Rolle flexibel an verschiedene Teamkonstellationen anzupassen

Diese Kernkompetenzen schaffen die Basis für eine erfolgreiche Zusammenarbeit und die Maximierung von Effekten auf Ebene der Nutzer:innen und des Systems (IPEC – Interprofessional Education Collaborative 2023). Eine österreichische Studie identifizierte zentrale Kompetenzen, die Community Health Nurses (CHNs) in Österreich benötigen würden, wobei betont wird, dass Skills und Kompetenzen im Bereich der interprofessionellen Zusammenarbeit sowie in der Kooperation mit der Bevölkerung und anderen Akteurinnen und Akteuren sowie Kommunikation nötig sind (Lidauer und Stummer 2023a).

Relevanz von interprofessioneller Zusammenarbeit

Eine funktionierende interprofessionelle Zusammenarbeit trägt zu positiven patienten-/ klienten- und mitarbeiterbezogenen Effekten bei. In der Literatur wird trotz konzeptioneller Unschärfe auf Ebene der Nutzer:innen auf verbesserte gesundheitsbezogene Outcomes, eine verbesserte Akzeptanz von Therapievorschlägen und Behandlungen sowie eine höhere Zufriedenheit und Qualität hingewiesen. Auf Ebene von Teams, die aus Angehörigen verschiedener Gesundheitsberufe bestehen, wird auf eine verbesserte Koordinationsleistung, ein verbessertes Klima und eine höhere Zufriedenheit hingewiesen (Bouton et al. 2023; Ghebrehiwet 2013; Lemieux-Charles und McGuire 2006; Sangaleti et al. 2017). Die interprofessionelle Zusammenarbeit wird ab einer bestimmten Teamgröße als besonders herausfordernd beschrieben, da sie meist mit weniger Partizipationsmöglichkeiten der Teammitglieder einhergeht. Dislozierte Teams haben mit besonderen Herausforderungen zu kämpfen (Xyrichis und Lowton 2008).

Strategien zur Förderung interprofessioneller Zusammenarbeit

Um die Zusammenarbeit zwischen Angehörigen unterschiedlicher Gesundheitsberufe zu stärken, sind verschiedene Ansätze denkbar. Wesentlich sind eine klare Rollenverteilung und das gegenseitige Wissen über die Rolle, Funktionen und Kompetenzbereiche der Gesundheitsberufe, mit denen zusammengearbeitet wird. Eine geteilte Fallführung, eine entsprechende Teamkultur und gemeinsame Dokumentationssysteme werden als förderlich beschrieben (Franklin et al. 2015; Mulvale et al. 2016; Sangaleti et al. 2017; Xyrichis und Lowton 2008).

Eine Antwort zur Aufgabenaufteilung zwischen Angehörigen verschiedener (Gesundheits-)Berufe ist das Task Shifting. Das beschreibt die rationale Umverteilung von Aufgaben innerhalb des Gesundheits- und Sozialwesens. Ziel ist, Aufgaben effizienter der am besten geeigneten Person zuzuweisen.

Es gibt drei Hauptdimensionen:

- **Rollenerweiterung** (enhancement): Vertiefung der Fähigkeiten und Weiterentwicklung der Kompetenzen von Community Nurses, z. B. durch die Übernahme erweiterter Aufgaben, die über die traditionell von Pflegepersonen übernommenen Bereiche hinausgehen. Das kann beispielsweise die Begleitung chronisch erkrankter Personen, präventive oder medizinisch-diagnostische Maßnahmen umfassen.
- (Sub-)Delegation bis hin zur **Substitution**: Delegation, Übertragung oder gänzliche Übernahme von Aufgaben, wie etwa medizinisch-diagnostischen Maßnahmen, die im Regelfall bislang von Ärztinnen bzw. Ärzten durchgeführt wurden. Ebenso ist die Weiterübertragung von Maßnahmen aus dem Aufgabenbereich von Community Nurses an Angehörige anderer Berufe und/oder an Laiinnen bzw. Laien möglich.
- **Innovation**: Einführung neuer Technologien oder Berufsbilder, um interprofessionelle Zusammenarbeit zu fördern (EXPH – Expert Panel on effective ways of investing in Health 2019)

Im Bereich des Community Nursing gilt es, in Österreich verstärkt über Möglichkeiten des Task Shifting zu diskutieren, wenngleich Aushandlungsprozesse zur Rollenklärung, die auch Erweiterungen, Möglichkeiten und Grenzen von Delegation und Substitution umfassen sollten, gleichermaßen regional zu führen sind.

Relevanz für Community Nursing

Community Nurses agieren als Schnittstelle zwischen Angehörigen der Gesundheitsberufe und kommunalen Netzwerken. Ihre Rolle erfordert eine effektive Koordination mit anderen Akteurinnen und Akteuren, wie Ärztinnen und Ärzten, Sozialarbeiterinnen und Sozialarbeitern sowie Therapeutinnen und Therapeuten, um Versorgungslücken zu schließen, die Resilienz der Zielgruppen zu stärken und komplexe Gesundheitsbedarfe zu adressieren. Der Erfolg ihrer Arbeit hängt maßgeblich von einer gut abgestimmten Arbeitsteilung ab.

Zusammenarbeit geht im CN jedoch über die Zusammenarbeit mit gesetzlich geregelten Berufen hinaus, so wird beispielsweise auch intensiv mit Nahversorgern, Schulen, Kindergärten, ehrenamtlichen Initiativen, Freizeit- und Kulturangeboten sowie Initiativen der kommunalen Gesundheitsförderung zusammengearbeitet.

Community Nursing vereint durch Maßnahmen der Zusammenarbeit Netzwerke, die formelle Angebote umfassen, und informelle Unterstützungsangebote. Ziel ist, tragfähige Netzwerke und Unterstützungsstrukturen aufzubauen, die intersektoral und mehrdimensional sind. Es werden verschiedene Netzwerktypen (von eng bis weit, von intensiv bis lose, von regional bis überregional, von berufsgruppenspezifisch bis berufsgruppenübergreifend) identifiziert und gepflegt, um eine fallbezogene Koordination zu ermöglichen, wobei dies im Idealfall in gelingende Strukturen der Zusammenarbeit und des Miteinanders fließt. Dies geschieht, wenn CNs ihre Rolle auf Ebene der Community wahrnehmen und diese Netzwerke gezielt einsetzen und pflegen.

Ein beispielhaftes Netzwerk, das auf Ebene der Klientin bzw. des Klienten relevant ist, ist nachfolgend grafisch dargestellt (Abb. 6.1).

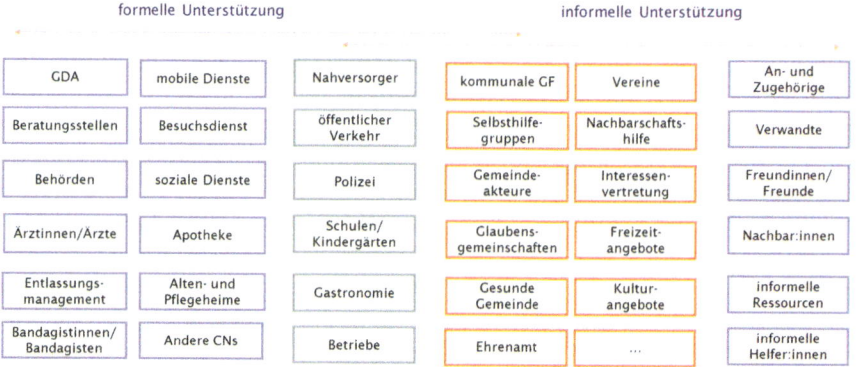

Abb. 6.1 Beispielhaftes Netzwerk einer CN und einer Klientin bzw. einem Klienten. (Quelle und Darstellung: GÖG)

6.4 Fallbeispiele und Good Practices

Community Nurses arbeiten einerseits fallbezogen mit Partnerinnen und Partnern zusammen, wobei hier stark auf Konsultationen gesetzt wird. Weiters versuchen CNs aber auch, gemeinsam mit anderen Akteurinnen und Akteuren Bedarfe zu erkennen, zu dokumentieren und zu kommunizieren und gemeinsame Lösungen zu entwickeln. Teilweise gelingt es dadurch, langfristige Kooperationen einzugehen. Vielfach ist vor Ort notwendig, gemeinsam mit Angehörigen anderer Gesundheitsberufe zu definieren, inwiefern zusammengearbeitet werden kann und in welchen Fällen eine gegenseitige Zuweisung erfolgt. Hierbei übernehmen die CNs eine Rolle bei der Definition von Prozessen.

Praxisbeispiele
- Qualitätszirkel, Fallbesprechungen, Stakeholdertreffen und andere berufsgruppenübergreifende Formate
- gemeinsame Hausbesuche mit Allgemeinmedizinerinnen und Allgemeinmedizinern und/oder Sozialarbeiterinnen und Sozialarbeitern
- Kooperationsvereinbarungen mit Physiotherapeutinnen und Physiotherapeuten, z. B. regelmäßige Mitwirkung an Stammtischen und Gruppenaktivitäten, die von CNs initiiert werden
- Prozess und Zuweisungsregelungen mit Gesundheitsberufen und anderen Angeboten in der Region
- gemeinsame Veranstaltungen zu Gesundheitsthemen, z. B. Gesundheitsmesse bzw. -tage, Vortragsreihen
- gemeinsame Veranstaltungen mit regionalen Bewegungs-, Sport- und Sozialangeboten, um Gesundheit und soziale Teilhabe zu fördern
- Zusammenarbeit und regelmäßige Sitzungen mit lokalen Akteurinnen und Akteuren, von Vereinen über Gesundheitsförderungsinitiativen bis hin zu Gremien zur Planung und Strategieentwicklung

6.5 Fazit

Bemerkenswert ist, dass vielen CNs gelungen ist, effektive Zusammenarbeitsformen zu etablieren, obwohl sie häufig nicht in festen Teams arbeiten. Dies ist besonders positiv zu werten, da die CNs als Einzelakteurinnen und -akteure oft in einem komplexen Netzwerk aus Angehörigen verschiedener Gesundheits- und Sozialberufe sowie weiteren Akteurinnen und Akteuren agieren müssen. Trotz dieser herausfordernden Ausgangslage schaffen es viele CNs, durch gezielte Koordination, klare Kommunikation und den Aufbau vertrauensvoller Beziehungen eine gute Zusammenarbeit zu gewährleisten. Ihre Flexibilität und die Fähigkeit, interprofessionelle Netzwerke ad hoc zu aktivieren und zu nutzen, tragen wesentlich dazu bei, Versorgungslücken zu schließen und eine integrierte Versorgung für die Zielgruppen sicherzustellen. Dies unterstreicht den hohen Stellenwert von Community Nursing als Brücke zwischen den einzelnen Versorgungsebenen und den Akteurinnen und Akteuren im Gesundheitssystem.

Eine konsequente Förderung der Zusammenarbeit trägt dazu bei, die Qualität und Effizienz der Gesundheitsversorgung langfristig zu verbessern und innovative Versorgungsmodelle wie Community Nursing nachhaltig zu etablieren.

Weitere Informationen, Literatur und Weblinks

- Informationen zu den Gesundheitsberufen in Österreich: https://broschuerenservice.sozial-ministerium.at/Home/Download?publicationId=256&attachmentName=Gesundheitsberufe_in_Oesterreich_2023_pdfUA.pdf
- Informationen zu den Berufen, die in der Primärversorgung tätig sind: https://primaerversor-gung.gv.at/arbeiten-im-team
- Für Mitglieder der Plattform Primärversorgung sind unter diesem Link Empfehlungen für die interprofessionelle Zusammenarbeit (Pilwarsch 2023) abrufbar: https://primaerversorgung.gv.at/sites/default/files/2023-11/Empfehlungen%20IPZ%20in%20PV_lektBK_fFreigabe_0.pdf

Literatur

Atzeni, Gina; Schmitz, Christof; Berchtold, Peter (2017): Die Praxis gelingender interprofessioneller Zusammenarbeit. In: Swiss academies reports 12/2:1–59

Bouton, Céline; Journeaux, Manon; Jourdain, Maud; Angibaud, Morgane; Huon, Jean-François; Rat, Cédric (2023): Interprofessional collaboration in primary care: what effect on patient health? A systematic literature review. In: BMC Primary Care 24/1:2–20

EXPH – Expert Panel on effective ways of investing in Health (2019): Task shifting and health system design: report of the expert panel on effective ways of investing in health (EXPH). Bd. 927608892X. Europäische Kommission, DG Health and Food Safety, Luxemburg

Franklin, C. M.; Bernhardt, J. M.; Lopez, R. P.; Long-Middleton, E. R.; Davis, S. (2015): Interprofessional Teamwork and Collaboration Between Community Health Workers and Healthcare Teams: An Integrative Review. In: Health Services Research and Managerial Epidemiology 2015/2:9

Ghebrehiwet, Tesfamicael (2013): Effectiveness of team approach in health care: some research evidence. In: International Journal of Person Centered Medicine 3/2:137–139

Haddara, Wael; Lingard, Lorelei (2013): Are we all on the same page? A discourse analysis of interprofessional collaboration. In: Academic Medicine 88/10:1509–1515

IPEC – Interprofessional Education Collaborative (2023): IPEC core competencies for interprofessional collaborative practice: version 3 [Online]. IPEC Interprofessional Education Collaborative https://www.ipecollaborative.org/assets/core-competencies/IPEC_Core_Competencies_Version_3_2023.pdf [Zugriff am 22.11.2024]

Lemieux-Charles, L.; McGuire, W. L. (2006): What do we know about health care team effectiveness? A review of the literature. In: Medical Care Research and Review 63/3:263–300

Lidauer, Harald; Stummer, Harald (2023a): Community Health Nursing Education in Austria – The Need for Competences in Planning, Management and Collaboration: A Problem-Centered Qualitative Study. In: Healthcare 11/24:3169

Minnesota Department of Health – MDH (2019): Public health interventions: Applications for public health nursing practice. (2nd ed.). Hg. v. Minnesota Department of Health (MDH), St. Paul, Minnesota

Mulvale, G.; Embrett, M.; Razavi, S. D. (2016): Gearing Up' to improve interprofessional collaboration in primary care: a systematic review and conceptual framework. In: BMC Family Practice 17/1:83

Sangaleti, Carine; Schveitzer, Mariana Cabral; Peduzzi, Marina; Zoboli, Elma Lourdes Campos Pavone; Soares, Cassia Baldini (2017): Experiences and shared meaning of teamwork and interprofessional collaboration among health care professionals in primary health care settings: a systematic review. In: JBI Evidence Synthesis 15/11: 2723–2788

Sottas, Beat (2013): Interprofessionelle Zusammenarbeit: Herausforderung für die Gesundheitsberufe. In: Die Zukunft der Biomedizinischen Analytik S. 24 – S. 26

WHO (2010): Framework for action on interprofessional education and collaborative practice. Health Professions Networks Nursing & Midwifery Human Resources for Health World Health Organization, Geneva, Switzerland. World Health Organization, Geneva

Xyrichis, A.; Lowton, K. (2008): What fosters or prevents interprofessional teamworking in primary and community care? A literature review. In: International Journal of Nursing Studies 45/1: 140–153

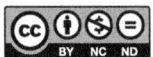

Der Pflegeprozess im Community Nursing

7

Alice Edtmayer, Petra Kozisnik und Anita Sackl

Zusammenfassung

In diesem Abschnitt werden einleitend allgemeine relevante Aspekte rund um den Pflegeprozess beschrieben. In weiterer Folge wird ein Schritt im Pflegeprozess, nämlich das Assessment, noch einmal aufgegriffen und im Kontext Community Nursing vertiefend beleuchtet.

7.1 Der Pflegeprozess als Grundlage der professionellen Pflege

Alice Edtmayer

In Österreich sind alle Pflegepersonen per Berufsgesetz dazu verpflichtet, die gesetzten gesundheits- und krankenpflegerischen Maßnahmen zu dokumentieren (Gesundheits- und Krankenpflegegesetz – GuKG). Das gilt auch für Community Nurses, da diese als Angehörige des gehobenen Dienstes für Gesundheits- und Krankenpflege diesem Berufsgesetz unterliegen. Im Zentrum der Dokumentation steht dabei der Pflegeprozess.

Der Pflegeprozess ist ein klassischer **Problemlösungsprozess**. Solche Prozesse werden in vielen Lebensbereichen eingesetzt, etwa im Qualitätsmanagement in Unternehmen. Auch andere Gesundheitsberufe richten ihr Handeln daran aus; so finden sich diese Prozesse etwa im aktualisierten Berufsgesetz der medizinisch-therapeutisch-

A. Edtmayer (✉) · A. Sackl
Gesundheit Österreich GmbH, Wien, Österreich
E-Mail: alice.edtmayer@goeg.at; anita.sackl@goeg.at

P. Kozisnik
Oberndorf, Österreich

Community Nursing in Österreich, https://doi.org/10.1007/978-3-662-71838-4_7

diagnostischen Gesundheitsberufe (MTD-Gesetz). Das übergeordnete Ziel der Anwendung eines Problemlösungsprozesses liegt in der **Qualitätssicherung**; er hilft Pflegekräften, ihre Arbeit systematisch und nach einem klaren Ablauf zu gestalten, anstatt Entscheidungen rein intuitiv zu treffen – ein zentrales Merkmal professioneller Pflege. Dabei werden die individuellen Bedürfnisse und Ressourcen der Menschen berücksichtigt und immer definierte Ziele verfolgt. Durch gute Dokumentation kann überprüft werden, ob diese Ziele erreicht wurden oder Anpassungen nötig sind. So wird die Pflege nachvollziehbar und überprüfbar – in erster Linie für die Pflegekräfte selbst, weniger (aber auch) für externe Aufsichtsorgane oder Behörden.

Der Pflegeprozess umfasst folgende Schritte (Rappold und Aistleithner 2017):

- das Pflegeassessment
- die Pflegeplanung mit
  - Pflegediagnostik
  - Festlegen der Pflegeziele
  - Festlegen von Pflegeinterventionen
- Durchführen der Pflegeinterventionen
- Evaluation

Eine grafische Darstellung dieses Prozesses findet sich in Abschn. 5.4.

Assessment

Das Assessment bildet den Ausgangspunkt jeder Pflegebeziehung. Es umfasst die systematische Erfassung aller relevanten Informationen durch Methoden wie (Rappold und Aistleithner 2017):

- **Pflegeanamnese**: Erhebung von Einschränkungen und Ressourcen anhand von Instrumenten wie den AEDLs oder dem Barthel-Index
- **Einsatz von ausgewählten Assessmentinstrumenten**: Erfassung spezifischer Zustände oder Risiken (z. B. Sturzrisiko, Frailty) durch validierte Tools für Individuen oder Familien oder Gemeinden
- **medizinische Diagnosen und Therapien**: Einbezug von Erkrankungen und medizinischen Behandlungsplänen in den pflegerischen Analyseprozess für ein vollständiges Bild, gemeinsames Verständnis und abgestimmtes Vorgehen
- **biografische Daten**: kontinuierliche Ergänzung der Lebensgeschichte, um individuelle Bedürfnisse besser zu verstehen

Im Community Nursing ist Flexibilität entscheidend, da das Umfeld variieren kann. Beispielsweise muss bei Hausbesuchen die Umgebungssituation in das Assessment einbezogen werden. Zusätzlich sind die Klientinnen und Klienten der Community Nurses nicht ausschließlich Individuen; auch Familien, Gruppen und Gemeinschaften (Communitys) sind Zielgruppen der Community Nurses. Mit dem Assessment können die Situation von Individuen und Familien sowie die Herausforderungen in einer Region oder Gemeinde beurteilt, Ressourcen und Bedarfe identifiziert und darauf basierend Interventionen abgeleitet werden. Da das Setting Gemeinde und die über das

Individuum hinausgehenden Zielgruppen eine Besonderheit in der Pflege in Österreich darstellen, wird in Abschn. 7.2 ein Schwerpunkt auf das Assessment gelegt und an dieser Stelle nicht weiter behandelt.

Pflegediagnostik

Aus den im Assessment gewonnenen Informationen werden Pflegediagnosen formuliert, insofern es sich um ein im Rahmen der Betreuung pflegerisch beeinflussbares Problem handelt (Rappold und Aistleithner 2017). Neben den **problemfokussierten Pflegediagnosen** spielen im Community Nursing insbesondere **Gesundheitsförderungsdiagnosen** und **Risikodiagnosen** eine Rolle. Zusätzlich können **Syndrompflegediagnosen** herangezogen werden. Es wird auch nicht immer auf individueller Ebene diagnostiziert; neben den individuellen Pflegediagnosen, wie man sie auch aus dem Krankenhaus oder der Langzeitpflege kennt, gibt es im Community Nursing zusätzlich Pflegediagnosen für Familien sowie gemeindebezogene Pflegediagnosen (vgl. (Herdman und Kamitsuru 2019). Für die Pflegediagnostik können verschiedene Klassifikationen herangezogen werden, wobei nicht alle Systeme Diagnosen für die Gesundheitsförderung oder solche auf Gruppen- und Gemeindeebene enthalten. Beispiele für Klassifikationssysteme sind etwa NANDA-I, ICNP, ENP, Omaha oder POP.

Weiterführende Literatur:

Das Pflegediagnosen-Lehrbuch von Lynda Juall Carpenito (2014)

Pflegeklassifikationen von Müller Staub (2016)

Pflegeziele

Pflegeziele geben im Gegensatz zur Pflegediagnose (Ist-Zustand) den angestrebten Soll-Zustand vor. Diese Ziele sollten gemäß den **SMART-Kriterien** formuliert sein: spezifisch, messbar, ausführbar, realistisch und terminiert (Rappold und Aistleithner 2017).

Lautet die (individuumsbezogene) Pflegediagnose z. B. Einsamkeit, ist eine mögliche Zielsetzung:

Innerhalb von drei Monaten nimmt die Zielperson wöchentlich an mindestens einer sozialen Aktivität teil, um soziale Kontakte zu knüpfen und das Gefühl der Isolation zu reduzieren.

SMART-Check:

- spezifisch: Teilnahme an sozialen Aktivitäten zur Förderung sozialer Kontakte
- messbar: mindestens eine Aktivität pro Woche
- ausführbar: Aktivitäten werden den Vorlieben/Möglichkeiten der Person angepasst.
- realistisch: Teilnahme an einer Aktivität pro Woche ist zeitlich und körperlich machbar.
- terminiert: Zielerreichung innerhalb von drei Monaten

Bei einer (individuumsbezogenen) Gesundheitsförderungspflegediagnose mit Bezug zu einer Optimierung des Flüssigkeitshaushalts ist ein mögliches Ziel:

Innerhalb von fünf Wochen trinkt die Zielperson bei jedem Mittag- und Abendessen mindestens ein Glas Wasser (200 ml).

SMART-Check:

- spezifisch: Trinken von mindestens einem Glas Wasser zu den Mahlzeiten
- messbar: 200 ml bei jedem Mittag- und Abendessen
- ausführbar: Wasser wird immer griffbereit auf dem Tisch platziert.
- realistisch: einfach umsetzbar, da das Trinken zu den Mahlzeiten erfolgt
- terminiert: Zielerreichung innerhalb von fünf Wochen

Erhält eine Familie eine Pflegediagnose, die eine Bereitschaft für eine verbesserte gemeinschaftliche Bewältigungsstrategie attestiert, kann ein Ziel sein:
Innerhalb von sechs Wochen nimmt die Familie an einer wöchentlichen Selbsthilfegruppe teil, um den Austausch und das gemeinschaftliche Coping zu fördern.
SMART-Check:

- spezifisch: Teilnahme an einer Selbsthilfegruppe
- messbar: wöchentliche Teilnahme
- ausführbar: Selbsthilfegruppen werden vor Ort oder online angeboten.
- realistisch: Ziel ist erreichbar, da es eine verfügbare Gruppe gibt.
- terminiert: Zielerreichung innerhalb von sechs Wochen

Pflegeintervention
Die geplanten Maßnahmen orientieren sich an den formulierten Pflegediagnosen und -zielen.
Mögliche Interventionen am Beispiel Einsamkeit:

- Informationen über lokale soziale Aktivitäten und Gruppenangebote werden zur Verfügung gestellt.
- Angehörige/Freundinnen und Freunde werden ermutigt, die Person zu sozialen Aktivitäten zu begleiten.
- Der Person wird durch Vorstellung von anderen Gruppenmitgliedern geholfen, bestehende soziale Kontakte zu aktivieren oder neue Kontakte zu knüpfen

Auswahl an Interventionen am Beispiel Flüssigkeitshaushalt:

- Der Person werden die gesundheitlichen Vorteile einer ausreichenden Flüssigkeitszufuhr nähergebracht, z. B. verbesserte Verdauung oder besserer Hautzustand.
- Der Person werden attraktive, gut zu handhabende Trinkgefäße vorgestellt, die die Motivation erhöhen können, Wasser zu trinken.
- Die Person wird ermutigt, das Glas Wasser direkt auf dem Tisch beim Mittag- und Abendessen zu platzieren, sodass es im Blickfeld bleibt und leichter in die Mahlzeit integriert werden kann.
- Ein Trinkprotokoll wird eingeführt, damit die Person ihren Fortschritt nachvollziehen kann.

Maßnahmen für eine verbesserte gemeinschaftliche Bewältigung:

- Es werden Gespräche geführt, um die Wichtigkeit des sozialen Austauschs und der gemeinschaftlichen Bewältigungsstrategien zu betonen.
- Die Familie wird umfassend über verschiedene Selbsthilfegruppen informiert, die sich mit dem jeweiligen Thema (z. B. Erkrankungen, Stressbewältigung, Trauerbewältigung) befassen. Es wird eine Liste lokaler Gruppen bereitgestellt.
- Ein Plan wird gemeinsam erstellt, der die Zielperson darin unterstützt, die regelmäßige Teilnahme an der Selbsthilfegruppe zu einem festen Bestandteil der Woche zu machen (z. B. Termin im Kalender eintragen, Transport organisieren).

Bei der Umsetzung der Interventionen können die Personen begleitet werden, vieles werden sie aber eigenständig umsetzen. Wenn eine Person, eine Familie oder eine Gruppe mehrere Pflegediagnosen, mehrere Ziele und/oder mehrere Maßnahmen hat, empfiehlt es sich, einen übersichtlichen Maßnahmenplan inklusive Zielsetzung auszuhändigen.

Evaluation
Die Evaluation überprüft die Wirksamkeit der Maßnahmen anhand der vereinbarten Ziele. Bei Bedarf werden Maßnahmen, Ziele und/oder Pflegediagnosen angepasst.

Fazit
Der Pflegeprozess ist ein zentrales Element in der professionellen Pflege und erfüllt zahlreiche wichtige Funktionen. Er sorgt für eine strukturierte und nachvollziehbare Erfassung des gesamten Prozesses, wodurch die Qualität gesichert wird. Indem der Pflegeprozess transparent ist, erleichtert er die Zusammenarbeit im Team und stellt sicher, dass Maßnahmen und Ziele auf die individuellen Bedürfnisse der Klientinnen und Klienten abgestimmt sind.

7.2 Assessment in Community Nursing

Petra Kozisnik und Anita Sackl

> „Pflege ist eine einzigartige Mischung von Kunst und Wissenschaft, angewandt im Kontext zwischenmenschlicher Beziehungen, um Wohlbefinden zu fördern, Krankheit zu verhindern und Gesundheit beim Individuum, in Familien und in Gemeinden wiederherzustellen." (Wilkinson und Hinrichs 2012)

Wie die Aussage in Wilkinson und Hinrichs (2012) aufzeigt, beschränkt sich die Gesundheits- und Krankenpflege nicht auf die Fürsorge und Pflege von einzelnen Patientinnen und Patienten. In den Public-Health-bezogenen Handlungsfeldern wenden Pflegefachpersonen ebenfalls den Pflegeprozess an. Sie beziehen Pflegewissen, basierend auf einer umfassenden Datenbasis, systematisch ein, um Bedeutungen zu ergründen und eine angemessene Betreuung zu planen. Der erste Schritt im Pflegeprozess ist das Pflegeassessment. Informationen über den Gesundheitszustand von Individuen, Familien bzw. von spezifischen Gruppen und Gemeinschaften werden gesammelt, strukturiert, validiert, dokumentiert und analysiert (Wilkinson und Hinrichs 2012). Eine effektive Planung umfasst auch Wissen über die spezifischen Ressourcen des Gemeinwesens und ermöglicht somit die Identifikation gesundheitsbezogener Ressourcen und von Lücken in der Versorgung.

Pflegefachpersonen beziehen Informationen und Daten sowohl von primären Datenquellen (z. B. von den betroffenen Personen, Familien und Gruppen) oder von sekundären Datenquellen wie Patientenakten, Berichten, Gemeindestatistiken etc. Für eine kritische Einschätzung des Gesundheitsstatus wird im pflegerischen Kontext einerseits ein umfassendes Basisassessment empfohlen und darüber hinaus für spezielle Problem- oder Risikobereiche Fokusassessments, die fortlaufend, wiederkehrend bzw. situativ eingesetzt werden können. Grundsätzlich wird in der pflegerischen Datenerhebung auf drei Methoden zurückgegriffen:

- Beobachtung
- körperliche Untersuchung
- Interview/Befragung

Nachfolgend werden das Community Health Assessment, das familienorientierte Assessment und das geriatrische Assessment beschrieben und abschließend wird eine Toolbox mit Hinweisen zu den Assessmentinstrumenten zur Verfügung gestellt.

Community Health Assessment
Ein Community Health Assessment ist ein systematischer Prozess, der

- den Gesundheitszustand einer Community beschreibt,
- die Gesundheitsbedürfnisse und -bedarfe identifiziert,
- die wichtigsten Risikofaktoren und Ursachen für gesundheitliche Beeinträchtigungen aufzeigt,
- die nötigen Schritte zur Bekämpfung der Risikofaktoren und Ursachen für gesundheitliche Beeinträchtigungen darlegt und
- die Stärken und Verbesserungspotenziale darstellt (WHO 2001).

Das Community Health Assessment ist kein abgeschlossener Prozess, da Daten im Laufe der Zeit ergänzt und adaptiert werden. Partizipative Methoden, welche die Community einbeziehen, sind für den Erhebungsprozess empfohlen (WHO 2001). Der Datenumfang mit den relevanten Aspekten zur Einschätzung eines Gesundheitszustands einer Community ist so vielfältig, wie es Gemeindemitglieder gibt, sodass es auch einer professionellen Abwicklung der Vielfalt an Methoden bedarf und fachliche Expertise beigezogen werden kann. Die Qualität des Assessments ist ausschlaggebend für die richtige Diagnosestellung und Wirkung von Interventionen in der Planung der Gesundheitsvorsorge und öffentlichen Gesundheitsprogramme (Caesar et al. 2000).

Die Durchführung vom Community Health Assessments gliedert sich nach Caesar et al. (2000) in drei Phasen:

Phase 1: Festlegung des Untersuchungsgegenstands und der für die Untersuchung zur Verfügung stehenden Ressourcen: Beschreibung der Community und deren geopolitischen oder phänomenologischen Grenzen und Zielsetzung(en) sowie Klärung der zeitlichen, finanziellen und personellen Ressourcen

Phase 2: Informationssammlung: Beschaffung der definierten Informationen mittels Sekundäranalyse vorhandener quantitativer Daten (bestehende Statistiken, Gesundheitsberichte) oder Primärerhebung (Befragung initiiert)

Phase 3: Interpretation: Bewertung und Interpretation der erhobenen Daten. Formulierung von Thesen mit konkreten Aussagen zu einem Gesundheitsproblem oder einer bestimmten Zielgruppe. Anhand dieser Thesen erfolgt die Ableitung von Interventionen und Handlungsempfehlungen.

Essenziell ist eine finale Darstellung der Daten zur Kommunikation an Entscheidungsträger:innen und die Community. In Folge werden zwei Aspekte des Community Health Assessments dargestellt:

- Beschreibung der Community: Stadt-/Gemeindeprofil und/oder Gesundheitsprofil
- Windshield and Walking Survey

Beschreibung der Community: Stadt-/Gemeindeprofil und/oder Gesundheitsprofil Unter dem Begriff Community wird eine Gruppe oder Gemeinschaft bzw. Ansammlung von Menschen verstanden, die miteinander interagieren und ein gemeinsames Interesse oder gemeinsame soziokulturelle/-ökonomische, ethische, gesundheitliche Merkmale oder andere Merkmale aufweisen. Im Bereich der Gesundheitsversorgung definieren sich Communitys bzw. Gruppen über drei Merkmale:

- lokale oder weit verbreitete Gruppen von Menschen, die ein gemeinsames Interesse oder Ziel verfolgen
- Gemeinschaft innerhalb bestimmter geografischer Grenzen
- Zweckgemeinschaft von Menschen, die an einer gemeinsamen Problemlösung arbeiten, das sie alle betrifft (Cassels 2015)

Stadt-/Gemeindeprofile und/oder Gesundheitsprofile bilden die Rahmenbedingungen für die gesundheitlichen Belange einer Stadt, eines Stadtteils oder einer Gemeinde ab. Sie fassen jene Daten zusammen, die für eine systematische Planung und Durchführung einer kommunalen Gesundheitsförderung notwendig sind. Die Daten umfassen

- Merkmale der Bevölkerung (Geografie, Einwohnerzahl, Religion, Sprache etc.),
- demografische Daten,
- Gesundheitszustand,
- lokale Faktoren mit Einfluss auf die Gesundheit,
- Nahversorgung und gesundheitsrelevante Versorgungsstrukturen,
- sozial bedingte Gesundheitsbelastungen und
- Gesundheitsbelastungen und -potenziale der Wohnung bzw. des öffentlichen Raums. (WHO 2001)

Windshield and Walking Survey Ein Windshield and Walking Survey ist eine Datenerhebung durch Beobachtung während eines Spaziergangs oder einer Autofahrt. Im Zuge eines Windshield and Walking Survey sollen Beobachtungen mit allen Sinnen erfasst und beschrieben werden. Neben etwa der Beobachtung und Erfassung der Infrastruktur, der Grünanlagen, der Aktivitäten oder der Wahrnehmung von Lärmpegeln können auch Rollen und Verhalten von Personen in spezifischen Gruppen bzw. Gemeinschaften wahrgenommen werden. Daten aus dem Windshield and Walking Survey können unter anderem in Form von standardisierten Protokollen, Berichten und Bildern festgehalten werden (Cassels 2015). Der Prozess nach (Guin 2020):

1.) Bestimmung der Person(en) für die Durchführung: In einem Team können zu beobachtende Aspekte einzelnen Personen zugeteilt und diese mit der Aufzeichnung betraut werden. Die Route des Teams muss festgehalten werden.
2.) Definition der Aspekte, die beobachtet werden sollen. Wenn die Beobachtung mit einer Umfrage kombiniert werden soll, müssen die Fragen zuvor festgelegt werden.
3.) Entscheidung über die Gebiete, die in die Erhebung einbezogen werden sollen, zum Beispiel:
    a. der Wohnbezirk „xy", um etwa die Barrierefreiheit zu beobachten
    b. die Parkanlage „xy", um deren Beschattung, Ruheplätze, stattfindende Aktivitäten etc. zu beschreiben
    c. der Markt „xy", um die Produkte, Preise, Handle, Hygiene etc. zu beschreiben.
4.) Definition und Festhalten von Wochentag, Uhrzeit und Jahreszeit: Tageszeit, die Woche, das Wochenende oder die Jahreszeit beeinflussen die Erhebung, diese sollte zu diversen Zeitpunkten durchgeführt werden.
5.) Schulung der Personen, welche die Erhebung durchführen und die Beobachtungen schriftlich festhalten
6.) Festhalten der Beobachtungen und ev. Antworten der Umfrage: Die Ergebnisse können schriftlich, fotografisch oder via Video festgehalten werden.
7.) Reflexion und Aufbereitung der Ergebnisse im Team

Nicht alle relevanten Bereiche für die Gesundheit können durch die Erfassung von Informationen zu den Gesundheitsdeterminanten oder von Faktoren zum Funktionieren einer spezifischen Gruppe bzw. Gemeinschaft abgedeckt werden. Deshalb sind erweiterte und je nach Gruppe bzw. Gemeinschaft spezifische Erhebungen erforderlich. Partizipation ist der Schlüsselfaktor für gute Gesundheitsergebnisse von communityorientierten Gesundheitsinterventionen für Individuen und spezifische Gruppen. Befragungen, Fokusgruppeninterviews oder partizipative Veranstaltungen stellen Methoden dar, um die Bedürfnisse und den Bedarf der spezifischen Gruppe bzw. Gemeinschaft hinsichtlich ihrer Gesundheit zu ergründen (Haldane et al. 2019; Pazzaglia et al. 2023).

Beispielhaft können folgende Instrumente herangezogen werden:

• Prüfliste für Fußgängerfreundlichkeit (Walkability-Checkliste): Wie gehfreundlich ist Ihr Quartier? Institut für Stadtplanung und Städtebau, Universität Duisburg-Essen
• Fotostreifzüge für Kinder und Jugendliche

- Strukturierte Stadtteilanalyse: Bericht und Checkliste Weinheimer Stadt-teilbegehung
- Arbeitsinstrumente und Handlungsanweisung „Praxishilfe zur bedarfsgerechten Planung der Gesundheitsförderung und Prävention in der Gemeinde" des Kompetenzzentrums RADIX (Schweizerische Gesundheitsstiftung)

Weiterführende Literatur ACHI (2024): Resources for the Community Health Assessment Toolkit. AHA Community Health Improvement. Resources for the Community Health Assessment Toolkit | ACHI

Batra Guin, Namita (2020): Windshield and Walking Surveys in Community Health Nursing. International Journal of Science and Research (IJSR) ISSN: 2319-7064 SJIF (2019): 7.583 Volume 9 Issue 11. DOI: 10.21275/SR201022161001

RADIX (2010): Gesundheitsförderung und Prävention in der Gemeinde. Praxishilfe zur bedarfsgerechten Planung. 2. Überarbeitete Auflage. Schweizer Kompetenzzentrum für Gesundheitsförderung und Prävention. www.radix.ch/bedarfserhebung (5.12.2024)

Familienorientiertes Assessment
Die Familie als Einheit kann als System betrachtet werden, dessen Mitglieder miteinander in Interaktion und in gegenseitiger Abhängigkeit stehen; eingebunden in diese Struktur sind sie einander Stützen. Die Grenzen zwischen den einzelnen Mitgliedern und der Umwelt sind im unterschiedlichen Ausmaß durchlässig. Jeder Mensch ist Teil sozialer Systeme (z. B. Familie, Netzwerke von Freundinnen und Freunden …), in denen die Person mit ihren Fähigkeiten wiederum eine tragende Rolle für das Funktionieren des jeweiligen sozialen Systems innehat (Carpenito 2014; Friedemann und Köhlen 2010; Friedemann und Köhlen 2018). Unter den Mitgliedern bestehen Bindungen und Zugehörigkeitsgefühle einschließlich zukünftiger Verpflichtungen. Die fürsorglichen Funktionen innerhalb der Familie beinhalten Schutz, Ernährung und Sozialisation der einzelnen Mitglieder (Wright et al. 2020).

Bedeutsam für eine qualitativ hochstehende Versorgung und Begleitung von Familien ist die Einschätzung des Zusammenspiels von Subsystemen in der Familie und den Systemen, die darüber hinausgehen: Welche Belastungen bestehen und welche Selbstregulationsfähigkeiten und funktionalen und dysfunktionalen Bewältigungsmechanismen kommen zum Tragen (Horak und Haubitzer 2021)? Ein geprüftes und vielfältig erprobtes Instrument zur Beschreibung familiärer Systeme und Subsysteme stellt das Calgary Family Assessment im Rahmen der familienzentrierten Pflege dar, das auf die Forschungsarbeiten und -ergebnisse von Wright und Leahey im Jahr 2014 zurückgeht. Auf Basis der Ergebnisse wurde ein systematischer Leitfaden für ein „15-Minuten-Familiengespräch" entwickelt und als Themenbereiche sind, über das familienzentrierte Gespräch hinausgehend, Umgangsformen, Geno- und Ökogramm, familienzentrierte Fragestellungen sowie Wertschätzung und Anerkennung abgebildet (Wright et al. 2020).

Exkurs: Das Calgary Family Assessment Model (CFAM)

ist ein umfassendes, einheitliches und multidimensionales Erhebungsinstrument. Das Modell gründet auf der Basis verschiedener Theorien wie der Systemtheorie, der Kybernetik, der Kommunikationstheorie und der „Change Theory" (Wandel- oder Veränderungstheorie). Das CFAM umfasst nach (Wright et al. 2020):

Struktur: Strukturelles Assessment bezieht etwa Aspekte der Familienzusammensetzung, Verwandtschaftsverhältnisse und Nachbarschaft sowie den Kontext des sozialen Status, Ethnie oder Spiritualität ein.

Entwicklung: Entwicklungsbezogenes Assessment umfasst etwa den Status der Familie mit deren Aufgaben und Interessen, Verlust und soziale Rolle sowie emotionale Bindung.

Funktion: Funktionelles Assessment inkludiert beispielsweise die Aktivitäten des täglichen Lebens, die Kommunikation und Problemlösung sowie den Einfluss von Macht, die Rollen und Glaubensvorstellungen bzw. Überzeugungen.

Das Familiengespräch: 15-minütiges Familiengespräch Das Familiengespräch verschafft einen Eindruck von der Situation der Familie, ermöglicht eine Zusammenschau der Motivation und Familienstruktur und stellt einen Vertragsabschluss zur Zusammenarbeit dar (Stierlin et al. 2001). Das Ziel des Gesprächs ist, die Ressourcen der Familie aufzudecken, um das aktuelle Problem bewältigen zu können. Es umfasst die persönlichen Fähigkeiten, Eigenschaften, Stärken und Erfahrungen, soziale Beziehungen (private Lebenswelt und öffentlicher [Sozial-]Raum) und sozioökonomische Bedingungen. Die fünf Schlüsselelemente nach (Wright et al. 2020) sind:

1.) Familienzentrierte Gespräche sind zielgerichtet und zeitlich begrenzt. Es bringt Familienmitglieder zusammen, die Beziehungen werden anerkannt. Zuhören, Mitgefühl zeigen und Anerkennung äußern.

2.) Umgangsformen des Respekts, der Höflichkeit und Rücksichtnahme

3.) Genogramme und Ökogramme bilden wichtigste Informationen ab.

4.) Stellen von drei Schlüsselfragen (Bestandteil des therapeutischen Gesprächs), wie z. B.:

   a) Wie kann ich Sie und Ihre Familie (oder Ihre Freundinnen bzw. Freunde) im Rahmen meiner Hausbesuche am besten unterstützen? (zielt auf Erwartungen ab und fördert die Zusammenarbeit)

   b) Was hat Ihnen schon früher bei der Pflege zu Hause (oder bei früheren Krankenhausaufenthalten, früheren Therapiezyklen) am meisten und was am wenigsten geholfen? (zielt auf frühere Stärken, zu vermeidende Probleme und wiederholbare Erfolge ab)

   c) Was brauchen Sie, um sich und Ihre Familie optimal auf eine Pflege zu Hause vorzubereiten? (zielt auf eine frühzeitige Planung ab)

• Wer in Ihrer Familie leidet Ihrer Ansicht nach meisten unter der aktuellen Situation? (zielt darauf ab, welches Familienmitglied am dringendsten Unterstützung und Intervention braucht)

5.) die Stärken der Familie und einzelner Familienmitglieder anerkennen

Geno- und Ökogramm Geno- und Ökogramme ermöglichen neben der systematischen Erfassung des Familiensystems in quantitativer Hinsicht auch die Abbildung der Qualität von Beziehungen sowie die Berücksichtigung von über das Familiensystem hinausgehenden Beziehungen. Mit ihnen wird einerseits das Familiensystem in das Zentrum der Betrachtung und Überlegungen gerückt, andererseits geben sie Aufschlüsse über die Zusammenhänge mit dem Umfeld und anderen Systemen. So wie die Sprache unsere Denkprozesse anregt und organisiert, können Familiendiagramme die systemische Verbindung zwischen Ereignissen und Beziehungen in Lebensgeschichten einerseits und Mustern von Gesundheit und Krankheit andererseits deutlich machen (McGoldrick et al. 2009). Ein Geno-Ökogramm wird gemeinsam mit den Klientinnen und Klienten erstellt und nach Möglichkeit werden Bezugspersonen miteinbezogen. Diese bestimmen, was auf dem Genogramm abgebildet und vermerkt wird. Interpretationen der Pflegepersonen werden nicht notiert. Der Fokus liegt auf Pflege und Betreuung, Ressourcen und Herausforderungen werden dargestellt. Da es sich um die aktuelle Situation handelt, muss dieses datiert und signiert werden. Geno-Ökogramme verändern sich im Laufe der Zeit. Werden weitere Informationen hinzugefügt, müssen diese wiederum datiert und signiert werden (McGoldrick et al. 2009).

Die Dokumentation der Informationen umfassen:

- demografische Daten: Altersangaben, Geburts- und Sterbedaten, Wohnort, Beruf und Ausbildungsstand
- Informationen zur Funktionalität: mehr oder weniger objektive Angaben über gesundheitliche, emotionale und verhaltensbezogene Funktionalität
- kritische Ereignisse: Diese umfassen wichtige Veränderungen, Verschiebungen in Beziehungen, Verluste und Erfolge.
- Familienchronologie

Grundlegende Informationen können in etwa einer halben Stunde erfasst werden, während ein umfassendes Interview mit mehreren Familienmitgliedern zwischen 50 und 90 min in Anspruch nehmen kann.

Weiterführende Literatur Händler-Schuster Daniela und Budroni Helmut (Hrsg.) (2023): Gemeinde- und Familien-gesundheitspflege. Lehrbuch für die ambulante Pflege. Hogrefe

McGoldrick Monica, Gerson Randy und Petry Sueli (2008): Genogramme in der Familienberatung. Hans Huber Verlag.

Mischke Claudia (2012): Ressourcen von pflegenden Angehörigen: Entwicklung und Testung eines Assessmentinstruments. 2. Auflage. hpsmedia

Preusse-Bleuer Barbara (2012): Familienzentrierte Pflege: Handbuch zum Film: Arbeitsinstrumente für Familienzentrierte Pflege – Das Calgary Familien Assessment und Interventionsmodell in der Pflegepraxis in Lindenhofspital und Schule Bern

Geriatrisches Assessment
Eine Person wird als geriatrischer bzw. geriatrische Patient:in bezeichnet, wenn sie mindestens 65 Jahre alt ist und eine geriatrietypische Multimorbidität, das bedeutet zumindest zwei der nachfolgenden Merkmalkomplexe, aufweist (Tab. 7.1):

Tab. 7.1 Geriatrische Merkmalkomplexe

Mobilitätsstörung	Sturzneigung/Schwindel	Kognitive Defizite
Inkontinenz	Dekubitus/Wunden	Fehl-/Mangelernährung
Störung des Flüssigkeits-/Elektrolythaushalts	Depression/Angst- und/oder Verhaltensstörung	Schmerzen
Sensibilitätsstörung	Frailty/herabgesetzte Belastbarkeit	Seh-/Hörstörung
Stimm-/Sprech-/Sprachstörung	Medikationsprobleme	hohes Komplikationsrisiko

Quelle: Krupp (2017)

Das geriatrische Assessment wurde von der Arbeitsgruppe Geriatrisches Assessment (AGAST 1997) konzipiert und im Jahr 1995 publiziert; es besteht aus drei aufeinander folgenden Stufen. Die erste Stufe umfasst ein multidimensionales primäres Screening, das die Identifikation der geriatrischen Klientel zum Ziel hat. Hier werden von AGAST Screeninginstrumente wie das „Geriatrische Screening nach Lachs" oder die „SPICE Scale" empfohlen (Krupp 2017).

Die zweite Stufe des geriatrischen Assessments stellt das Basisassessment dar. Es beinhaltet neben einem ausführlichen Sozialassessment standardisierte multidimensionale Assessments, die die Bereiche Mobilität, Selbsthilfefähigkeit, Kognition und Emotion sowie Schlaf, Ernährung und Schmerz abbilden (Krupp 2017). Das multidimensionale geriatrische Assessmentinstrument EASY-Care wurde von der WHO entwickelt und wird international angewendet. Es liegt auch in deutscher Sprache vor und wird überwiegend im häuslichen Wohnumfeld eingesetzt.

Die dritte Stufe des geriatrischen Assessments stellen spezifische Fokusassessments zu identifizierten Problemfeldern auf individueller Ebene dar. Diese können im geriatrischen Setting insbesondere Assessmentinstrumente zur Funktionalität und Selbstfürsorge umfassen, wie z. B. „Instrumental Activities of Daily Living" (IADL) nach Lawton (Coyne und Kluver 2019), aber auch für darüber hinausgehende Problemfelder und Syndrome wie das Frailty-Syndrom (Krupp 2017).

Der systematische Review von Craig et al. (2015) zeigt, dass personenbezogene geriatrische Assessments durchaus Rückschlüsse auf die Gruppe der älteren Personen in einer geografischen Region zulassen, z. B. auf das geriatrische Frailty-Syndrom (siehe Kap. 3). Ein weiterer Forschungsbedarf wurde jedoch postuliert (Craig et al. 2015).

Übersicht: Beispiele von umfassenden Pflegeassessments
- Barthel-Index
- Clinical Frailty Scale
- Geriatric Depression Scale
- Lawton-Skala der instrumentellen Aktivitäten des täglichen Lebens
- Mini-Mental-Status (MMS)
- Mini Nutritional Assessment (MNA-SF)
- Nottingham Extended Activities of Daily Living Questionnaire
- Sturzrisiko (Morse Fall Scale)
- Timed „Up and Go" Test
- Mini Mental State Examination (MMSE)

Literatur

Caesar, S.; Rameil, A.; Schmedders, M.; Hafner, V.; Hofmann, M. (2000): Community health assessment für Bielefeld. IPW, Bielefeld

Carpenito, Lynda Juall (2014): Das Pflegediagnosen-Lehrbuch. Pfflegeassessment, Pflegediagnosen und Pflegeinterventioen für Profis und Praxis. Hans Huber Verlag, Bern

Cassels, Holly B. (2015): Community Assessment. In: Community/Public Health Nursing Promoting the Health of Populations. Hg. v. Mary A v. Nies, Melanie McEven, Elsevier, St. Louis, Missouri: 106-92

Coyne, Robin; Kluver, Wolters (2019): The Lawton instrumental activities of daily living (IADL) scale. In: Gerontologist 9/3:186–179

Craig, Christopher; Chadborn, Neil; Sands, Gina; Tuomainen, Helena; Gladman, John (2015): Systematic review of EASY-care needs assessment for community-dwelling older people. In: Age and ageing 44/4:559-565

Friedemann, Marie-Luise; Köhlen, Christina (2010): Familien–und umweltbezogene Pflege. 3. Aufl., Huber Verlag, Bern

Friedemann, Marie; Köhlen, Christina (2018): Familien–und umweltbezogene Pflege: Die Theorie des systemischen Gleichgewichts und ihre Umsetzung. Hogrefe, Göttingen

Gesundheits- und Krankenpflegegesetz – GuKG: Bundesgesetz über Gesundheits- und Krankenpflegeberufe (Gesundheits- und Krankenpflegegesetz – GuKG), BGBl. I Nr. 108/1997 zuletzt geändert durch BGBl. I Nr. 108/2023, in der geltenden Fassung

Guin, NB (2020): Windshield and Walking Surveys in Community Health Nursing. In: International Journal of Science and Research 9/11:523-525

Haldane, Victoria; Chuah, Fiona LH; Srivastava, Aastha; Singh, Shweta R; Koh, Gerald CH; Seng, Chia Kee; Legido-Quigley, Helena (2019): Community participation in health services development, implementation, and evaluation: A systematic review of empowerment, health, community, and process outcomes. In: PLOS ONE 14/5:e0216112

Herdman, Heather; Kamitsuru, Shigemi (2019): NANDA International. Diagnósticos enfermeros: definiciones y clasificación. 2018-2020. Elsevier, Barcelona

Horak, Melitta; Haubitzer, Sonja (2021): Community Health Nurse. Handlungsfelder in der Pflege im Kontext von Public Health. facultas, Wien

Krupp, Sonja (2017): Geriatrisches Assessment. In: Praktische Geriatrie Klinik-Diagnostik-Interdisziplinäre Therapie. Hg. v. Martin Willkomm. 2. Aufl., Georg Thieme Verlag, Stuttgart: 57-24

McGoldrick, Monika; Gerson, Randy; Petry, Sueli (2009): Genogramme in der Familienberatung (3., vollständig überarbeitete und erweiterte Auflage). Hans Huber, Bern

MTD-Gesetz: Bundesgesetz über die gehobenen medizinisch-therapeutisch-diagnostischen Gesundheitsberufe, BGBl. I Nr. 100/2024, in der geltenden Fassung

Müller Staub, Maria; Schalek, Kurt; König, Peter; (2016): Pflegeklassifikationen – Anwendung in Praxis, Bildung und elektronischer Pflegedokumentation. Hogrefe, Wien

Pazzaglia, Chiara; Camedda, Claudia; Ugenti, Nikita Valentina; Trentin, Andrea; Scalorbi, Sandra; Longobucco, Yari (2023): Community health assessment tools adoptable in nursing practice: a scoping review. In: International Journal of Environmental Research and Public Health 20/3:1667

Rappold, Elisabeth; Aistleithner, Regina (2017): Arbeitshilfe Pflegedokumentation 2017. Im Auftrag des Bundesministeriums für Gesundheit und Frauen. 3. überarbeitete. Aufl., Gesundheit Österreich, Wien

Stierlin, Helm; Rücker-Embden, Ingeborg; Wetzel, Norbert; Wirsching, Michael (2001): Das erste Familiengespräch: Theorie-Praxis-Beispiele. 8. Aufl., Klett-Cotta, Stuttgart

WHO (2001): Community health needs assessment: an introductory guide for the family health nurse in Europe. World Health Organization. Regional Office for Europe, Copenhagen

Wilkinson, Judith M; Hinrichs, Silke (2012): Das Pflegeprozess-Lehrbuch. Huber, Bern

Wright, Lorraine M; Leahey, Maureen; Shajani, Zahra; Snell, Diana (2020): Familienzentrierte Pflege: Lehrbuch für Familien-Assessment und Interventionen. Hogrefe AG, Göttingen

Weiterführende Literatur

Carpenito-Moyet, L.J.(2007) Das Pflegediagnosen-Lehrbuch. Bern: Huber-Verlag
Pick Peter (Online): Die Selbstständigkeit als Maß der Pflegebedürftigkeit. MDS – Medizinischer
    Dienst des Spitzenverandes Bund der Krankenkassen. Essen. Online: Die Selbstständigkeit als
    Maß der Pflegebedürftigkeit (7.12.2024)
Reuschenbach Bernd und Mahler Cornelia (2020): Pflegebezogene Assessmentinstrumente. Inter-
    nationales Handbuch für Pflegeforschung und -praxis. 2. Unveränderte Auflage. Hogrefe.t
Schädler Stefan, Kool Jan, Lüthi Hansjörg, Marks Detlef, Oesch Peter, Pfeffer Adrian und Wirz
    Markus (2006): Assessements in der Neurorehabiltation. 1. Auflage. Hogrefe.

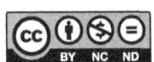

Resilienz über die Lebensspanne

8

Franziska Rumpf

Zusammenfassung

Wird von Gesundheit und Gesundheitsförderung gesprochen, fällt häufig auch das Wort „Resilienz". Der folgende Beitrag widmet sich daher diesem Thema.

8.1 Einleitung

„Resilienz" ist ein Begriff, der oft genutzt und gern verschlagwortet wird und der den bis vor einigen Jahren führenden Begriff „Achtsamkeit" mit Verve vom Platz verdrängt hat. Das ist schade. Und das ist gut.

Schade, dass der Begriff zwar allgegenwärtig ist, aber so inflationär benutzt wird, dass viele ihn nicht mehr hören mögen. Die tatsächliche Bedeutung von Resilienz für uns Menschen wird zu selten erkannt, zu häufig verkannt und massiv unterschätzt. Noch viel zu selten werden wirksame Maßnahmen und entsprechende Handlungen zur Stärkung der Resilienz umgesetzt.

Gut, weil wahrscheinlich niemand mehr die dahinterstehende **Bedeutung** und die damit verbundenen realen Themen einfach vom Tisch wischen kann, selbst wenn die tatsächliche Relevanz noch nicht wirklich erfasst worden ist.

Definition des Begriffs „Resilienz"

„Der Begriff der Resilienz wird in verschiedenen Wissenschaften benutzt, unter anderem in der Physik, in der Soziologie und der Medizin. In der Materialkunde bezeichnet er Stoffe, die auch nach extremer Spannung wieder in ihren Ursprungszustand zurückkehren. Übersetzt wird er häufig als ‚Widerstandsfähigkeit'.

F. Rumpf (✉)
Magistrat Wien, MA 15, Wien, Österreich
E-Mail: franziska.rumpf@wien.gv.at

Bezogen auf den Menschen beschreibt Resilienz die Fähigkeit von Personen oder Gemeinschaften, schwierige Lebenssituationen wie Krisen oder Katastrophen ohne dauerhafte Beeinträchtigung zu überstehen. Resilienz in Bezug auf den Klimawandel bedeutet zum Beispiel, dass der Mensch lernt, mit den Risiken und Folgen der globalen Erwärmung zu leben, sein Verhalten daran anzupassen und künftigen Krisen vorzubeugen.

Nicht resiliente Menschen und Gesellschaften werden häufig als vulnerabel[1] bezeichnet." (Bundesministerium für wirtschaftliche Zusammenarbeit und Entwicklung 2022)

Drei Merkmale der Resilienz
Die drei wesentlichen **Merkmale** der Resilienz sind:

- **dynamischer Anpassungs- und Entwicklungsprozess**; Resilienz entwickelt sich aus den Interaktionen eines Individuums und seiner Umwelt. Sie ist von den individuellen Erfahrungen und bewältigten Ereignissen abhängig.
- **variable Größe**; sie verändert sich über die gesamte Lebensspanne eines Menschen, somit sind Entwicklungen – sowohl positiver als auch negativer Art – in jedem Lebensabschnitt möglich.
- **situationsspezifisch und multidimensional**; Resilienz ist weder allgemeingültig noch universell, sie zeigt sich vor allem „bereichsspezifisch" (Petermann und Schmidt 2006, S. 121), woraus folgt, dass die Fähigkeit zum Umgang mit belastenden Lebenssituationen in verschiedenen Lebensbereichen unterschiedlich ausgeprägt sein kann (Wustmann Seiler 2020, S. 28 f.).

Wen betrifft das Thema Resilienz?
Diese Frage ist unscharf gestellt. Die Themen „Resilienz" und „Verletzlichkeit" betreffen keinesfalls nur Individuen, sondern gleichermaßen Gruppen, Gesellschaften, Organisationen, Teams und Systeme verschiedenster Art und prägen deren Schicksal ebenso.

Ist die Fähigkeit der Resilienz nicht vorhanden oder nur schwach ausgeprägt, spricht man von **Vulnerabilität**. Das entwickelt sich schnell zu einem Problem, wenn die Winde rauer wehen und die Wellen höherschlagen. Dann wird der Mensch, die Organisation oder das System instabil, was zu vielen unerwünschten Folgen führt, von den psychischen Auswirkungen auf den Einzelnen ganz zu schweigen. Somit sind „Resilienz" und „Vulnerabilität", die damit einhergeht, in **allen** Bereichen des öffentlichen und privaten Lebens Thema, nicht zuletzt auch in der Schule, im Beruf, ja selbst im Kindergarten.

---

[1] „Vulnerabel" aus dem Lateinischen bedeutet „verwundbar" oder „verletzlich".

8.2 Herausforderungen in verschiedenen Lebensphasen

In jeder Phase seines Lebens wird der Mensch mit Herausforderungen konfrontiert, welche die verschiedenen Säulen oder Faktoren der individuellen Resilienz mehr oder weniger stark auf die Probe stellen. Diese Herausforderungen unterliegen unterschiedlichen Einflüssen des alltäglichen Lebens und Erlebens des Menschen.

Auch wenn im Folgenden einige Beispiele einer bestimmten Altersstufe zugeordnet werden, bedeutet das keinesfalls, dass sie nicht ganz, in Teilen oder in veränderter Form auch in anderen Lebensphasen vorkommen. In manchen Fällen ändert sich nur die Ausprägung der Herausforderung. Diese Herausforderungen können sich schnell zu Auslösern von Krisen entwickeln.

Beispiele
- **Kinder** (auch Säuglinge und Kleinkinder): Bindungsstörungen, Nichtannahme oder aktive Ablehnung, das Fehlen oder der Verlust von sicheren Bindungen, beispielsweise bei einer Trennung oder dem Tod einer Bezugsperson
- **Schule**: Leistungsprobleme, Gruppenkonflikte, Flucht und Migrationshintergrund, chronische Erkrankungen, Ausgrenzung aufgrund einer Vielfalt an Gründen, Traumata und daraus entstehende langfristige oder dauerhafte psychische Belastungen, keine oder nur eingeschränkt mögliche Teilhabe aus finanziellen oder persönlichen Gründen (Krankheit etc.)
- **Erwachsene**: Arbeit, Arbeitsmarkt, Qualifikation, Wettbewerb, Leistungsdruck, Respekt, Wertschätzung, Anerkennung, Gruppenbildung, Ausgrenzung, Mobbing, sexuelle Belästigung, wirtschaftliche Instabilität, gesellschaftliche Teilhabe, Probleme im Privatleben, Verlust geliebter Menschen
- **Alter**: Übergang vom Erwerbsleben in die Pension, Verlust körperlicher, gegebenenfalls auch geistiger Fähigkeiten, Zunahme der Einschränkungen, Einkommensverlust, offen oder versteckt drohende Altersarmut, Verlust von als relevant empfunden Aufgaben, Blick der Gesellschaft auf ältere Menschen, insbesondere, wenn diese nicht mehr im Erwerbsleben stehen, erlebte persönliche Irrelevanz etc.

Allein durch diese beispielhafte Aufzählung wird deutlich, dass das Risiko, selbst von einer oder mehreren Herausforderungen betroffen zu sein, im Laufe der Lebensspanne groß ist. Entwickelt sich eine oder mehrere dieser Herausforderungen stärker, sodass z. B. ein Mangel an persönlicher Sicherheit und Stabilität, eine veränderte Wahrnehmung der eigenen Lebensrealität oder das Gefühl des Kontrollverlustes über das eigene Leben erfahren wird, wird die Herausforderung zum möglichen Auslöser einer Krise.

Menschen, deren Resilienz nicht stark genug ausgeprägt ist, um einer solchen Krise zu widerstehen, werden viele dieser Herausforderungen als echte Krisen erleben, die – wenn als entsprechend schwerwiegend empfunden und erlebt – eine mehr oder weniger starke psychosomatische, psychische und/oder physische Symptomatik zur Folge haben können.

8.3 Umgang mit Krisen

Der Umgang mit Krisen basiert auf den vielfach beschriebenen Faktoren bzw. Schutzfaktoren der Resilienz.

Faktoren der Resilienz (Schutzfaktoren)
Jedes Individuum trägt Faktoren in sich, die es ihm ermöglichen, den zuvor beschriebenen Krisen etwas entgegenzusetzen. In der Resilienzforschung werden diese Faktoren als **Schutz- bzw. Resilienzfaktoren** bezeichnet. Über alle Forschungsgebiete hinweg herrscht darüber Einigkeit, dass der sicherste Prädikator für eine stabile resiliente Entwicklung des Menschen eine sichere zugewandte Beziehung ist, wodurch die Themen „Bindung" sowie „Bezugs- bzw. Führsorgepersonen" in all ihren Facetten den wichtigsten Schlüssel zur Ausprägung der individuellen Resilienz darstellen (Luthar 2006). Diese Faktoren korrespondieren teilweise mit den sieben Säulen der Resilienz.

Die sieben Säulen der Resilienz
Die sieben Säulen der Resilienz werden erstmals als sieben Schlüsselfaktoren von Reivich und Shatté in ihrer Veröffentlichung *7 Keys to Finding Your Inner Strength and Overcoming Life's Hurdles* aus dem Jahre 2003, vorgestellt[2] (Reivich und Shatté 2013).

Die Stärkung der individuellen Resilienz kann nach (Kaz 2016); Reivich und Shatté (2013) erreicht werden, wenn sich Menschen der nachfolgend beschriebenen Schlüsselfaktoren bewusst sind und befähigt werden, diese bewusst einzusetzen.

Bei der **Emotionssteuerung** geht es um die Fähigkeit, einen inneren Abstand zu negativen Empfindungen aufzubauen, um das persönliche Gefühls(er)leben in einen ausgeglichenen Zustand zurückzubringen.

Die **Impulskontrolle** bezeichnet die Fähigkeit, das eigene Handeln auch in ungewohnten, fremden oder sogar angsteinflößenden Situationen selbst zu steuern und so weiterhin in der Lage zu sein, eigene Ziele zu erreichen.

Mithilfe der **Kausalanalyse** erhält das Individuum die Fähigkeit, gescheiterte Situationen und gemachte Fehler möglichst objektiv zu betrachten und aus den so gewonnenen Erkenntnissen zu lernen.

Der **realistische Optimismus** benennt das Vorhandensein eines klaren Bewusstseins darüber, dass Ziele erreicht werden können, obwohl auf dem Weg dorthin Hürden und unerwartete Schwierigkeiten zu überwinden sind.

Selbstwirksamkeitsüberzeugung bedeutet, dass die Betroffenen fest davon überzeugt sind, dass sie die Herausforderungen aus eigener Kraft bewältigen können.

Die Konzentration auf das Finden von **Lösungen (Zielorientierung)** hilft dabei, unbeeinflusst von der Einwirkung anderer Menschen, aus eigenem Anstoß heraus an gesetzten Zielen festzuhalten und diese bis zu ihrer Erreichung konsequent zu verfolgen.

---

[2] Viele Quellen benennen als Urheberin dieses Modells Frau Ursula Nuber. Das ist falsch, tatsächlich hat sie darauf in einem einzigen Artikel in der Zeitschrift Psychologie Heute (2005) Bezug genommen und dort auf eine Veröffentlichung der Amerikanischen Psychologenvereinigung (*The Road to Resilience*) verwiesen. Quelle: persönliche E-Mail von Ursula Nuber.

Empathie kann als Fähigkeit beschrieben werden, sich in andere Menschen hineinzuversetzen und Emotionen dieser nachzuvollziehen. Das beinhaltet auch die Empathie eines Menschen sich selbst gegenüber. Das bedeutet, dass ein Mensch in der Lage ist, sich selbst, trotz aller vermuteten oder gefühlten Unzulänglichkeiten, anzunehmen (Kaz 2016).

Nach ihrer Veröffentlichung wurden die sieben Säulen vielfach aufgegriffen und in verschiedenen „Variationen" publiziert.

Resilienz über die Lebensspanne

In Rönnau-Böses und Fröhlich-Gildhoffs 2015 erschienenem Buch zu Resilienz, das im deutschsprachigen Raum eines der Standardwerke zum Thema darstellt, wird die gesamte Lebensspanne des Menschen betrachtet. Dort werden die Schlüsselfaktoren der Resilienz, reduziert auf sechs wesentlich Punkte, wie folgt definiert (Abb. 8.1).

Selbst- und Fremdwahrnehmung Selbstwahrnehmung meint die ganzheitliche und angemessene Wahrnehmung der eigenen Emotionen, Handlungen und Gedanken. Wichtig ist hier auch die Fähigkeit, sich zu sich selbst in Beziehung zu setzen, die Selbstreflexion. Im Gegensatz dazu bezeichnet „Fremdwahrnehmung" die Fähigkeit, andere Menschen wahrzunehmen, einzuschätzen und sich in diese hineinzuversetzen.

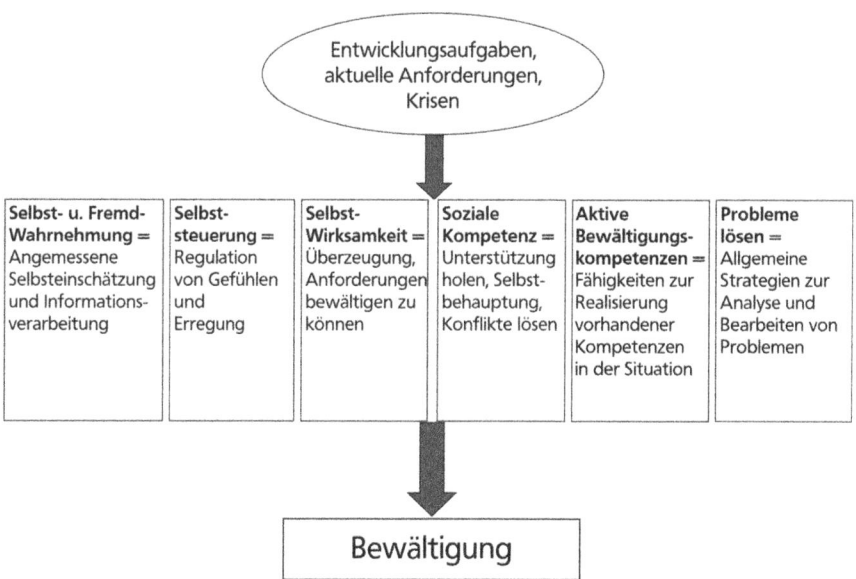

Abb. 8.1 Faktoren der Resilienz. (Quelle: Rönnau-Böse und Fröhlich-Gildhoff (2015))

Selbstregulation Darunter wird die Fähigkeit verstanden, eigene Zustände, vor allem Gefühls- und Spannungszustände, zu beeinflussen und zu kontrollieren. Physiologische Prozesse und Verhaltensweisen können reguliert werden. Dazu gehört die Kenntnis von Strategien zur Selbstberuhigung, und wie wirksam sie für das Individuum sind, sowie von Handlungsalternativen.

Selbstwirksamkeit Das Vertrauen in die eigenen Fähigkeiten und die Überzeugung, ein Ziel auch durch Überwindung von Hindernissen zu erreichen, wird als Selbstwirksamkeit bezeichnet. Dabei spielen die Erwartungen, die der Mensch an sich selbst hat, eine große Rolle. Diese bestimmen von vornherein den Umgang mit Herausforderungen und damit die persönlichen Bewältigungsstrategien. In vielen Fällen führt das in der Folge zur Bestätigung der persönlichen Selbstwirksamkeit. Ist das der Fall, haben Menschen jeder Altersstufe eher das Gefühl, Situationen beeinflussen zu können.

Soziale Kompetenz Das Einschätzen sozialer Situationen, die Fähigkeit, sich in andere Menschen hineinzuversetzen, das Zeigen angemessener Verhaltensweisen sowie sich selbst zu behaupten und Konflikte zu lösen, bilden den Kern der sozialen Kompetenz. Des Weiteren stellen die Fähigkeit der Kontaktaufnahme, das Führen zwischenmenschlicher Kommunikation sowie gegebenenfalls das Herbeiholen sozialer Unterstützung wichtige Eckpfeiler dar.

Aktive Bewältigungskompetenzen Menschen empfinden Herausforderungen unterschiedlich. Aktive Bewältigungskompetenzen befähigen sie, Herausforderungen besser einzuschätzen, zu bewerten und zu reflektieren. In der Folge sind sie in der Lage, anstehenden Herausforderungen wirkungsvoller zu begegnen.

Probleme lösen Problemlösungskompetenz bezeichnet die Fähigkeit, komplexe Herausforderungen zu durchdenken, zu verstehen und daraufhin Lösungen, neue Handlungsmöglichkeiten zu entwickeln und diese umzusetzen.

Weitere Konzepte
Die World Health Organization (WHO 1994) formulierte bereits vor gut 30 Jahren **Life Skills**, also Lebenskompetenzen, die enge Verbindungen zu dem Resilienzkonzept aufweisen. Diese, von der WHO als „the abilities for adaptive and positive behaviour that enable individuals to deal effectively with the demands and challenges of everyday life" (WHO 1994, S. 1) beschrieben, formulieren die nachfolgend aufgeführten Lebenskompetenzen:

• Selbstwahrnehmung
• Empathie
• kritisches Denken
• Fähigkeit, Entscheidungen zu treffen
• Problemlösefähigkeiten
• effektive Kommunikationsfähigkeiten
• interpersonale Beziehungsfertigkeiten
• Gefühlsbewältigung
• Stressbewältigung

Als weitere relevante Konzepte sind unter anderem das **transaktionale Stress-konzept** nach Lazarus und Folkman (1984) bzw. Lazarus und Launier (1981) und das **Stress- und Bewältigungsmodell** nach Fröhlich-Gildhoff und Fröhlich-Gildhoff (2013) zu nennen.

8.4   Hindernisse

Das größte Hindernis zur Bewältigung von Krisen ist der in vielen Menschen tief verankerte Widerstand, sich selbst einzugestehen, dass ein Problem vorliegt. Dabei spielen Auslöser und Art dieser Krise kaum eine Rolle. Die bewusste Erkenntnis „Ich habe ein Problem!" fällt umso schwerer, wenn die Resilienz des betroffenen Menschen nur schwach ausgeprägt ist. Man muss sich die Fragen stellen, warum Angebote zur Stärkung der individuellen Resilienz nur einen geringen Teil der Betroffenen erreichen und warum das meistens erst geschieht, nachdem die persönliche Situation eskaliert ist.

Die Ursachen dafür sind vielfältig. Oft fehlt die persönliche Bereitschaft, eine bestehende Herausforderung aktiv anzugehen, weil es vielleicht schwerfällt oder gar unmöglich ist, sich selbst einzugestehen, dass man ein Problem hat. In vielen Fällen steht diese Ursache mit einem empfundenen oder real bestehenden gesellschaftlichen Druck in direktem Zusammenhang. Probleme, Krisen und Schwächen führen in einer Leistungsgesellschaft schnell zu (falschen) Urteilen bezüglich der betroffenen Person, mit teilweise gravierenden Folgen.

Angebote und Hilfestellungen sind immer noch relativ selten, oftmals für viele Betroffene nicht leistbar und wenn vorhanden, dann vor allem in größeren Städten, was für Betroffene in ländlichen Regionen ein reales Problem mit teilweise schwerwiegenden Folgen darstellt.

Literatur

Bundesministerium für wirtschaftliche Zusammenarbeit und Entwicklung (2022): Resilienz [Online]. https://www.bmz.de/de/service/lexikon/resilienz-70564 [Zugriff am 22.11.2024]
Fröhlich-Gildhoff, Gabriele; Fröhlich-Gildhoff, Klaus (2013): Burnout – Anzeichen erkennen und rechtzeitig gegensteuern. In: Kindergarten heute Das Leitungsheft 1: 22–28
Kaz, Karl (2016): Resilienz ergänzt Effizienz in der Unternehmensführung Ansätze zur Entwicklung organisationaler Resilienz als komplementäre betriebswirtschaftliche Steuerungsgröße. In: CSR und gesunde Führung Werteorientierte Unternehmensführung und organisationale Resilienzsteigerung. Hg. v. Markus Hänsel, Karl Kaz, Springer Gabler, Berlin Heidelberg: 53–41
Lazarus, Richard; Folkman, Susan (1984): Stressappraisal and Coping. Springer, New York
Lazarus, Richard; Launier, Raymond (1981): Stressbezogene Transaktionen zwischen Person und Umwelt. In: Stress Theorien, Untersuchungen, Maßnahmen Hg. v. Jürgen R. Nitsch, Huber, Bern: 259–213
Luthar, Suniya S. (2006): Resilience in Development: A Synthesis of Research across Five Decades. In: Developmental Psychopathology: Risk, Disorder, and Adaptation. Hg. v. Donald J. Coher Dante Cicchetti, Wiley: 795–739
Petermann, Franz; Schmidt, Martin H. (2006): Ressourcen – ein Grundbegriff der Entwicklungspsychologie und Entwicklungspsychopathologie. In: Kindheit und Entwicklung 15/2:127–118
Reivich, Karen; Shatté, Andrew (2013): The Resilience Factor: 7 Keys to Finding Your Inner Strength and Overcoming Life's Hurdles. Broadway Books, New York

Rönnau-Böse, Maike; Fröhlich-Gildhoff, Klaus (2015): Resilienz und Resilienzförderung über die Lebensspanne. W. Kohlhammer Verlag, Stuttgart

WHO (1994): Life skills education for children and adolescents in schools. Pt. 1, Introduction to life skills for psychosocial competence. Pt. 2, Guidelines to facilitate the development and implementation of life skills programmes, 2nd rev. World Health Organization, Geneva

Wustmann Seiler, Cornelia (2020): Resilienz. Widerstandsfähigkeit von Kindern in Tageseinrichtungen fördern. Cornelsen Verlag GmbH, Berlin

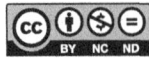

Der Klimawandel als eine weitere Herausforderung

9

Katharina Brugger, Karl Dieter Brückner, Christina Lampl
und Anita Sackl

Zusammenfassung

Nicht nur für die Gesellschaft insgesamt, auch im Community Nursing ergeben sich durch den Klimawandel neue Herausforderungen. Diese werden im letzten Kapitel dieses Buches beschrieben.

9.1 Auswirkungen des Klimawandels auf das Gesundheitssystem

Der Klimawandel, seine wissenschaftliche Komplexität, der anthropogene Einfluss und seine Folgen werden vom Weltklimarat (Intergovernmental Panel on Climate Change, kurz: IPCC) regelmäßig in Berichten[1] zusammengefasst. Alternativ kann der Klimawandel aber auch mit fünf Kernaussagen und zehn Wörtern im Englischen bzw. 20 Wörtern im Deutschen auf den Punkt gebracht werden (Deutsches Klima-Konsortium et al. 2023):

---

[1] Seit 1988 erstellt das IPCC pro Zyklus einen Sachstandsbericht und meist mehrere Sonderberichte, die auf der Website https://www.ipcc.ch/ (zuletzt abgerufen: 30.10.2024) veröffentlicht werden.

K. Brugger · C. Lampl · A. Sackl (✉)
Gesundheit Österreich GmbH, Wien, Österreich
E-Mail: katharina.brugger@goeg.at; christina.lampl@goeg.at; anita.sackl@goeg.at

K. D. Brückner
Großweikersdorf, Österreich
E-Mail: kdb@karldieterbrueckner.at

© Der/die Autor(en) 2025
Community Nursing in Österreich, https://doi.org/10.1007/978 3 662-71838-4_9

- It's real. | Er ist real.
- It's us. | Wir sind die Ursache.
- It's bad. | Er ist gefährlich.
- Experts agree. | Die Fachleute sind sich einig.
- There's hope. | Wir können noch etwas tun.

Für das Gesundheitssystem stellt der Klimawandel eine doppelte Herausforderung dar: Einerseits haben die Zunahme der Häufigkeit und Intensität von Extremwetterereignissen (wie Hitzewellen, Stürme, Starkniederschläge) sowie die damit einhergehenden Störungen des Ökosystems und andere Folgen erhebliche Auswirkungen auf die Gesundheit und das Wohlbefinden der Bevölkerung (APCC 2018). Auch gesundheitliche Probleme – insbesondere bei vulnerablen oder zum Teil bereits benachteiligten Bevölkerungsgruppen – werden ausgelöst oder verstärkt. Dies führt zu einer erhöhten Nachfrage nach Gesundheitsleistungen und teilweise zu neuen Anforderungen an das Gesundheitssystem (WHO 2021). Curtis et al. (2017) skizzieren in ihrem Review die Details zur Komplexität der zahlreichen Herausforderungen. Die für dieses Kapitel relevanten Wetter- und Klimaphänomene sowie deren direkte und indirekte gesundheitliche Folgen sind in Tab. 9.1: Übersicht über Wetter- und Klimaphänomene und deren gesundheitliche Folgen aufgelistet. Dabei wird das Risiko durch Vulnerabilität, Gefährdung und Exposition bestimmt (Details siehe beispielsweise APCC Special Report Gesundheit, Demographie und Klimawandel (2018)). Gleichzeitig sind in den Gesundheitsberufen Tätige ein wichtiges Rückgrat des Gesundheitssystems und haben in ihrer Berufspraxis unmittelbar Bezug zum Themenfeld Klima und Gesundheit: sowohl in

Tab. 9.1 Übersicht über Wetter- und Klimaphänomene und deren gesundheitliche Folgen

Wetter- und Klimaphänomene	Mögliche gesundheitliche Folgen
Hitze und Hitzewellen	Hitzestress, hitzeassoziierte Krankheiten (wie Sonnenstich, Hitzekollaps, Hitzschlag), Verschlechterung bestehender (Vor-)Erkrankungen (wie Herz-Kreislauf-, Atemwegs- oder Nierenerkrankungen, Diabetes), Auswirkungen auf Schwangerschaft und perinatale Folgen, Auswirkungen auf psychische Gesundheit (affektive Störungen, Angstzustände, Aggressivität, erhöhte Suizidalität)
vermehrte Extremwetterereignisse und ihre Folgen (wie Dürre, Starkniederschläge, Stürme, heftige Gewitter, Hochwasserereignisse, Massenbewegungen, Waldbrände, Schneemassen)	Unfälle, Verletzungen, Tod, Traumata, Posttraumatische Belastungsstörung, Angstzustände, Depression, Sorgen und Trauer, Wasser- und Lebensmittelverknappung, Trinkwasser und Lebensmittelversorgung, Risiken für die WASH- (Wasser, Sanitärversorgung und Hygiene) und Gesundheitsinfrastruktur

Anmerkung: Die Liste der Wetter- und Klimaphänomene sowie ihrer möglichen gesundheitlichen Folgen orientiert sich an der Liste des Global Consortium on Climate and Health Education (2023), wurde jedoch anhand des Österreichischen Special Report zu Gesundheit, Demographie und Klimawandel (APCC 2018) für Österreich adaptiert und um die Auswirkungen auf die mentale Gesundheit ergänzt (European Climate and Health Observatory 2022; WHO 2022)
Quelle: Global Consortium on Climate and Health Education (2023), European Climate and Health Observatory (2022); WHO (2022), APCC (2018)

der akuten Versorgung von direkten und indirekten Auswirkungen des Klimawandels als auch im Bereich der Gesundheitsförderung[2]. Die Stärkung der Klimakompetenz von Angehörigen der Gesundheitsberufe ist dabei ein wichtiger Aspekt (Brugger und Horváth 2023; Brugger et al. 2024a, b). Generell ist das Gesundheitssystem im Zusammenhang mit dem Klimawandel gefordert, Resilienz, sogenannte Klimaresilienz, aufzubauen und zu stärken (BMSGPK 2024b). Andererseits trägt das Gesundheitssystem selbst, u. a. aufgrund von material- und energieintensiven medizinischen Behandlungen, nicht unwesentlich zu den Treibhausgasemissionen und damit zum Klimawandel bei. Das Gesundheitssystem erstreckt sich über den öffentlichen, privaten und Freiwilligenbereich und trägt laut einer Studie von Weisz et al. (2020) mit rund sieben Prozent zum österreichischen CO_2-Fußabdruck bei.

9.2 Notfall-, Krisen- und Katastrophenvorsorge in der Gemeinde

In den Jahren 2023 und 2024 sind die Häufigkeit und regionale Exposition von Starkregen – und erstmals auch intensiver Dauerregenereignisse – weiter gestiegen. War Ende der Zehnerjahre der Begriff Starkregen nur unter Expertinnen und Experten ein bekannter Begriff, ist er heute fixer Teil medialer Berichterstattung. Ebenfalls neu ist die jährliche Wiederkehr von Extremereignissen in derselben Region (GeoSphere Austria 2023; ORF 2024). Die nationale Risikobewertung des Staatlichen Krisen- und Katastrophenmanagements des (Bundesministerium für Inneres 2018) verweist auf eine jährliche bis zehnjährige Wahrscheinlichkeit, dass in Österreich Sturm, Stark- und Dauerregen, Schnee- und Eisstürme zu regionalen Extremereignissen führen und in weiterer Folge Muren, Hangrutschungen, Hochwasser und großflächige Stromausfälle verursachen können. Wetterextremereignisse wirken regional, oft auch nur punktuell. Ein Ortsteil steht unter Wasser, der andere ist unbeschadet. Je nach Situation sind betroffene Personen gezwungen, ihr Zuhause sofort zu verlassen, oder können von der Versorgung und Anbindung an öffentliche Infrastruktur abgeschnitten sein. In weiterer Folge können Wetterextreme durch ihre Auswirkungen auf die öffentliche Infrastruktur unseren Lebensalltag drastisch durcheinanderbringen. Kindergärten und Schulen können ebenso geschlossen sein wie jegliche Art von Tagesbetreuungseinrichtungen. Wasser- und Abwassersysteme, Wärme- und Energieversorgung und auch die Kommunikationsinfrastruktur inklusiver digitaler Zahlungssysteme, Mobilnetz und Internet sind nicht mehr oder nur eingeschränkt verfügbar.

---

[2] Gesundheitsförderliches Verhalten, wie beispielsweise eine pflanzenbetone Ernährung oder aktive Mobilität, hat auch einen Zusatznutzen für den Klimaschutz Horváth, Ilonka; Gajar, Petra; Kichler, Rita; Zeuschner, Verena (2023): Co-Benefits von Klimaschutz und Gesundheitsförderung. Factsheet. Gesundheit Österreich, Wien.

Katastrophenbewältigung – Phasen und Zuständigkeiten
Wie bei einem Unfall startet auch nach Extremereignissen die Bewältigung durch Selbst- und Nachbarschaftshilfe. Nachbarinnen, Nachbarn und Mitmenschen unterstützten sich gegenseitig, bringen Betroffene in Sicherheit oder starten erste Rettungsschritte. Auch für die Einsatzorganisationen wie Feuerwehr, Rettungsdienste (Rotes Kreuz, Wasserrettung, Bergrettung …), Polizei und Bundesheer stehen am Beginn Rettung und Schutz von Menschen. Speziell wenn ganze Straßenzüge, Ortsteile oder Regionen von Ereignissen betroffen sind, kann es einige Zeit benötigen, bis die Einsatzorganisationen alle Notrufe bearbeiten können. Die verfügbaren Einsatzkräfte arbeiten die Aufträge nach Maßgabe der Not ab (Riener et al. 2023).

Die Verantwortung für die Koordination der Katastrophenhilfe ist in den jeweiligen Landeskatastrophenhilfe- bzw. -schutzgesetzen geregelt und liegt je nach örtlicher Ausdehnung des Extremereignisses bei den jeweiligen Gemeindeverwaltungen, der Bezirkshauptmannschaft bzw. der Landesregierung. Die Regelungen zur Verantwortung und Einsatzleitung im Katastrophenfall sind in den einzelnen Bundesländern weitestgehend ähnlich. Im Bundesland Wien sind die Regelungen an die Großstadt angepasst und weichen daher von jenen der anderen Bundesländer ab. Die technische Einsatzleitung in den einzelnen Gemeinden wird in der Regel von den Kommandantinnen bzw. Kommandanten der Feuerwehren wahrgenommen, die im Rahmen einer integrierten Einsatzführung die Arbeiten mit den verschiedenen Einsatzorganisationen sowie den Krisenstäben der Kommunen bzw. des Bezirks koordinieren.

Präventionsarbeit im Kontext klimaresilienter Gesundheitssysteme Die Basis für eine höhere Widerstandskraft gegen die häufiger und in ihrer Wirkung folgenreicher auftretenden Wetterextremereignisse liegt in der Vorbereitung auf und Auseinandersetzung mit den möglichen Folgen. Voraussetzung für die eigene Vorbereitung und auch jene der Klientinnen und Klienten ist das Erkennen möglicher Bedrohungen für das Lebensumfeld und ein Verstehen der Folgen für Leib und Leben, die eigene Gesundheit sowie den Wohnort bzw. die Infrastruktur von Organisationen und Unternehmen – auch für das Gesundheitswesen.

Angelehnt an die Grundüberlegungen der Zielsetzungen resilienter Organisationen und Systeme des Business Continuity Management verfolgt die Präventionsarbeit zwei wesentliche Ziele (Riener et al. 2023):

- die Folgen von möglichen Wetterextremen und Naturereignissen auf die bzw. den Einzelne:n, die Organisationen bzw. die Klientinnen und Klienten sowie Patientinnen und Patienten möglichst gering zu halten
- nach einem Ereignis rasch und strukturiert mit Rettungs- und Hilfsmaßnahmen zu starten und die eigene Handlungsfähigkeit (die der Organisation) rasch wieder herzustellen

Als Ausgangspunkt für die Vorbereitung dienen vier grundlegende Fragen (Abb. 9.1). Diese können im persönlichen Umfeld und für die eigene Vorbereitung ebenso genutzt werden wie für die Vorbereitung der Awareness-Arbeit mit verschiedenen Zielgruppen bzw. Gruppen unterschiedlicher Vulnerabilität und mit Menschen in unterschiedlichen

4 Grundfragen:

- Welche Gefahren können mich wahrscheinlich betreffen?
- Welche Folgen können diese Naturbedrohungen für mich und für meine Familie haben?
- Welche Vorsorgemaßnahmen kann ich treffen?
- Habe ich die Abläufe und Kontakte für den Ernstfall mit allen besprochen und geübt?

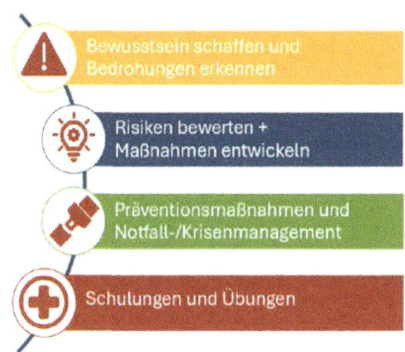

Abb. 9.1 Vier Grundfragen. (Quelle: Austrian Standards International (2020); Darstellung: Karl Dieter Brückner, in Anlehnung an das Vorgehen des BCM nach ISO 22301)

Lebenssituationen. Leicht angepasst stellen diese Grundfragen auch die (vereinfachte) Basis für die Erhöhung der Resilienz von Organisationen und Einrichtungen im Gesundheitswesen dar.

Handlungsansätze des Community Nursing zur Steigerung der Klimaresilienz Im Zusammenhang mit Wetterextremen und ihren Folgen können bzw. müssen unterschiedliche Aufgaben und Rollen konzipiert, diskutiert, entwickelt und auch erfüllt werden. Mögliche Aufgaben bzw. Rollen sind (u. a.):

- Herstellung der eigenen Widerstandsfähigkeit und Handlungsfähigkeit – privat vorbereitet sein
- Beratung der unterschiedlichen Zielgruppen durch Community Nurses (CNs) bei der Arbeit mit Klientinnen und Klienten, Angehörigen sowie Betreuungs- und Versorgungssystemen der begleiteten Klientinnen und Klienten
- Unterstützung von Gemeinden und Hilfsorganisationen bei der Awareness-Arbeit
- Mitwirkung bei der Herstellung der Krisenfestigkeit der eigenen Organisation
- Zusammenarbeit mit Einsatzorganisationen und Einsatzstrukturen der Gemeinden im Rahmen der Katastrophenvorsorge
- Unterstützung und Mitwirkung bei der Einsatzbewältigung

Die konkreten Verantwortungen im Kontext des Community Nursing sind aktuell Gegenstand des Diskurses und werden laufend weiterzuentwickeln sein. Die **persönliche Vorbereitung** sowie die **Mitwirkung bei der präventiven Arbeit zur Erhöhung der Klimaresilienz der betreuten Klientengruppen sind Kernaufgaben** zur Erhöhung der Klimaresilienz im Gesundheitswesen. Welche konkreten Rollen und vor allem auch Verantwortungen CNs in der unmittelbaren Katastrophenbewältigung übernehmen, ist laufend weiterzuentwickeln und im kritischen Diskurs mit Kommunen und Einsatzorganisationen zu reflektieren. Ausgangspunkt dazu können die Ansätze und Erfahrungen aus den Stark- und Dauerregenereignissen der Jahre 2023 und 2024 bilden, die im abschließenden Abschnitt dieses Kapitels zusammengefasst werden.

Exkurs

Aus Sicht von betreuenden Einrichtungen und Organisationen ist zu prüfen, welche Folgen Extremereignisse auf die Verfügbarkeit der eigenen Dienstleistungen haben. Werden die eigenen Mitarbeiter:innen ihren beruflichen Pflichten nachkommen können? Wie flexibel sind diese und muss ich sie eventuell versorgen und unterbringen? Welche Betreuungs- und Versorgungspflichten hat das Unternehmen gegenüber Kundinnen und Kunden bzw. Klientinnen und Klienten? Eine tiefere Betrachtung des Aufbaus der Unternehmensresilienz sprengt den Rahmen dieses Kapitels – für an Business Continuity Management im Pflegekontext Interessierte stellt das Konzept „Krise mit Plan" (Johanniter Österreich Ausbildung und Forschung 2023) einen hilfreichen Ausgangspunkt für die weitere Arbeit dar. Das (Deutsches Rotes Kreuz 2023a) hat die Erkenntnisse zur Sicherheitsforschung zu resilienten Krankenhausinfrastrukturen im Band 12 seiner Schriften der Forschung publiziert.

Wege und Herausforderung zur Entwicklung von Awareness-Programmen Ein Bewusstsein zu schaffen, ist der erste Schritt der Vorbereitung. Ein Leitsatz, der dabei die Arbeit des Zivilschutzes in Wien seit Jahrzehnten prägt, ist *„Präventionsarbeit ist Zielgruppenarbeit!"* (Kastel 2021). Das gilt umso mehr im Gesundheitswesen. Je nach Vulnerabilität, sozialem Kontext und Lebenssituation sind unterschiedliche Ansätze zur Bewusstseinsbildung zu wählen.

Leitfragen zur Analyse der zu wählenden Ansätze und Themen sind:

- Wer sind meine Zielgruppen?
- Welche Bedrohungen können auf diese Gruppe zutreffen?
- In welchen Formaten kann ich das in meiner jeweiligen Region am besten tun?
- Welche Sprache bzw. welche Formen der Vermittlung sind zu wählen?
- Wer sind Partner für die Umsetzung dieser Formate?

Beispiele von möglichen Partnern und Aktivitäten sind in der Tab. 9.2 überblickshaft dargestellt.

Tab. 9.2 Beispiele für mögliche Partner und Aktivitäten

Partner	Aktivitäten
• Gemeinde	• Vorträge
• Gesundheitsdiensteanbieter/ Gesundheitseinrichtungen	• Freizeitaktivitäten in Kombination mit Beratung
• Hilfs- und Einsatzorganisationen (Feuerwehr, Rettungsdienste, Polizei …)	• Besichtigungen (Eventcharakter) mit Bewusstseinsbildung
• Gesundheits- und Bewegungsinitiativen	• Ausflüge
• Religionsgemeinschaften/Pfarren	• Tag der offenen Tür mit gesellschaftlichen Angeboten
• Kulturvereine/Bildungsvereine	
• niedergelassene Gesundheitsberufe	• soziale Treffpunkte mit Gesundheitsinfos etc. kombinieren
• Selbsthilfegruppen	
• Sport- und Pensionistenverbände	• Erfahrungsaustausch
• Sportstätten	• Kinderprogramme
• Unternehmen	• u. v. m
• u. v. m	

Quelle und Darstellung: Karl Dieter Brückner

Ein systematischer Ansatz zur Entwicklung von Awareness-Programmen bietet die sozialraumorientierte Vernetzung. Zur Identifizierung gemeinsamer Themen und Ansätze zur Gestaltung zielgruppenorientierter Präventionsarbeit gemeinsam mit Partnern schlägt das Modell (Deutsches Rotes Kreuz 2023b) die folgenden drei Schritte vor:

1.) im Sozialraum vorhandene Akteurinnen und Akteure identifizieren
2.) Verbindungen analysieren, um gegenseitige Abhängigkeiten, vorhandene und potenzielle Informationsflüsse sowie Kommunikations- und Koordinationsprozesse zu identifizieren
3.) tiefe Analysen, um gemeinsame Bedrohungspotenziale und Resilienzbedarfe vulnerabler Gruppen im Sozialraum offenzulegen sowie vorhandene Fähigkeiten zum Umgang damit zu identifizieren

Im Rahmen der Sicherheitsforschung des Deutschen Roten Kreuzes wurde das Modell im Projekt zur Aufrechterhaltung ambulanter Pflegeinfrastrukturen in Krisensituationen (kurz: AUPIK) praktisch umgesetzt und im Band 13 der Erkenntnisse der Sicherheitsforschung des (Deutsches Rotes Kreuz 2023b) veröffentlicht.

Weiterführende Literatur und Ratgeber (abgerufen am 07.12.2024):
Bundesministerium für Inneres: Staatliches Krisen- und Katastrophenschutzmanagement (SKKM): https://www.bmi.gv.at/204/skkm/start.aspx
  Grundlegende Ratgeber des Zivilschutzverbandes: www.zivilschutzverband.at
  Webapp zu persönlicher Vorbereitung: https://webapp.teamoesterreich.at/
  Tipps zur Katastrophenvorsorge Rotes Kreuz: https://www.roteskreuz.at/katastrophenvorsorge
  Sicherheitsratgeber: http://www.siz.cc/file/download/Sicherheits-Ratgeber-21-09.pdf
  Downloads zum Thema Vorsorge/Vorhalten: http://www.siz.cc/kaernten/download#3

Erfahrungen und Chancen aus der Mitwirkung bei akuter Krisenbewältigung Das Frühjahr und der Sommer 2024 waren für unterschiedliche Regionen in Österreich herausfordernd. Stark- und Dauerregenereignisse, Stürme, Kälteeinbruch und eine lang anhaltende Hitze(-welle) führten zu Trockenheit, Sturmschäden, Murenabgängen, überraschenden Schneefällen und Überschwemmungen. Die CNs und Vertreter:innen der Community-Nursing-Pilotprojekte waren in ihrer Tätigkeit im Pilotprojekt Community Nursing auf unterschiedlichen Ebenen von diesen persönlich bzw. beruflich betroffen. CNs, die nicht mit der Unterstützung der eigenen Familie, der Nachbarinnen und Nachbarn oder vulnerabler Gruppen betraut waren, waren in den Ausnahmesituationen aktiv oder haben Menschen begleitet, die durch die mediale Berichterstattung erschüttert waren. Die Erfahrungen wurden im Rahmen von partizipativen Reflexionen[3] mit den Community Nurses erörtert und festgehalten. Aufgaben und Tätigkeiten, die in unterschiedlichen Kontexten im Rahmen der Katastrophenhilfe übernommen wurden, waren unter anderem:

---

[3] Die partizipativen Reflexionen/Debriefings fanden online im Rahmen des Pilotprojekts Community Nursing statt: a) *Reflexion: Starkregenereignis in Kärnten und der Steiermark im August 2023* (September 2023) und b) *Debriefing und Reflexion: Der herausfordernde „Wetter"-Sommer 2024* (Oktober 2024).

- Gespräche mit Menschen (speziell Kindern) und Vermittlung zu Kriseninterventionsangeboten
- Übernahme von Gesprächen mit der Bevölkerung zu Fragen der Pflege und Betreuung ⇒ direkte Vermittlung über das Bürgerservice der Gemeinde
- Mitwirkung bei organisatorischen Belangen im „Evakuierungszentrum"; zum Beispiel bei der Bettenzuteilung für Menschen mit besonderen Bedürfnissen, Faktoren wie Immobilität (Feldbetten!), Distanz zu Toilettenanlagen, Trennung von Menschen mit Infektionszeichen etc. wurden berücksichtigt
- Besorgung von eventuell notwendigen Heilbehelfen und Hilfsmitteln (dem Bedarf entsprechend etwa Diabetikerbedarf, sämtliche Verbrauchsartikel wie etwa Inkontinenzartikel, Hygieneartikel und die Medikation in Zusammenarbeit mit dem anwesenden ärztlichen Dienst)
- Übernahme von Pflegeinterventionen in Evakuierungseinrichtungen
- Unterstützung der Einsatzleitung bei der Kommunikation (z. B. Weitergabe von Informationen zur aktuellen Situation) und Zusammenarbeit mit Krankenanstalten, der mobilen Pflege, den Einsatzkräften des Roten Kreuzes und den Krisenstäben

Die Erfahrungen aus dem Jahr 2024 zeigen, dass CNs in ihrem Einzugsgebiet eine gute Übersicht über Klientinnen und Klienten hatten, die noch nicht unter Betreuung und Pflege standen bzw. isoliert und allein lebten. In der „Krise Köpfe kennen", die Vorbereitung auf akute Notsituationen und gemeinsame „Awareness-Programme" mit Akteurinnen und Akteuren in Krisenzeiten sind zentrale Erfolgsfaktoren eines erfolgreichen Katastrophenmanagements.

9.3   Hitze: Gesundheitsrisiko, Prävention und Schutz

Hitze als Herausforderung
Der fortschreitende Klimawandel bedingt weltweit, und so auch in Österreich, einen kontinuierlichen Anstieg der durchschnittlichen Temperaturen. Dies bedeutet insbesondere im Sommerhalbjahr eine höhere Intensität und längere Dauer von Hitze in Form von Hitzewellen[4] (GeoSphere Austria 2023). Laut dem APCC (2018) stellt Hitze eines der größten gesundheitlichen Risiken des Klimawandels bei gleichzeitig größter Breitenwirkung in Österreich dar. Die Belastung durch Hitze wirkt sich direkt und indirekt auf die menschliche Gesundheit aus (Ebi et al. 2021), wobei die Auswirkungen auch psychischer oder sozialer Natur sein können (WHO 2022). Die gesundheitlichen Auswirkungen der Hitzebelastung können von milden Symptomen wie Erschöpfung, Kopfschmerzen, geringere Konzentrationsfähigkeit oder Dehydrierung bis hin zu schwereren Symptomen wie Hitzekollaps, Hitzeerschöpfung oder Hitzschlag reichen. Ebenso können sich bestehende Erkrankungen (z. B. Atemwegs- und Herz-Kreislauf-Erkrankungen) verschlechtern. Bei schlechter gesundheitlicher Ausgangslage kann Hitze auch zum Tod führen (WHO 2019a). Zudem wird die gesundheitliche Belastung z. B. durch hohe Luftfeuchtigkeit oder Luftschadstoffe verstärkt. Auch die Reduktion

---

[4]Als Hitzewelle werden mehrere aufeinanderfolgende Tage mit extrem hohen Lufttemperaturen bezeichnet.

der nächtlichen Abkühlung kann das Fehlen einer ausreichenden Erholungsphase zur Folge haben (Minor et al. 2022). Wie stark eine Person durch Hitze belastet/betroffen ist, hängt von den drei Faktoren Exposition, Sensibilität und Adaptation ab (Grewe und Blättner 2024; Herrmann 2023).

Das Hitzewarnsystem von GeoSphere Austria, dem österreichischen Wetterdienst, bildet eine wichtige Grundlage zur Umsetzung von Präventionsmaßnahmen hinsichtlich hitzebedingter Belastungen. Basierend auf den regelmäßigen Wetterprognosen werden Wetterwarnungen[5] zum Schutz der Bevölkerung erstellt und veröffentlicht. Diese Warnungen sind Grundlage für Hitzeschutzpläne[6] auf nationaler, regionaler oder kommunaler Ebene.[7] Die Pläne enthalten kurz-, mittel- und langfristige Maßnahmen, um die Belastungen durch Hitze zu reduzieren und die gesundheitlichen Risiken zu minimieren (WHO 2021). Durch die entsprechende Maßnahmenplanung in Hitzeschutzplänen inklusive Maßnahmenumsetzung können hitzeassoziierte Todesfälle (Mortalität) und hitzebedingte Krankheitsfolgen (Morbidität) signifikant reduziert werden (Fouillet et al. 2008; Martinez-Solanas und Basagana 2019).

Hitze als Herausforderung – Community Nurses und ihrer Klientinnen und Klienten

Zum Schutz vor den gesundheitlichen Belastungen durch Hitze und insbesondere während Hitzewellen braucht es auch entsprechende Vorbereitungen und Planungen auf nationaler, regionaler und kommunaler Ebene. Aber auch auf Ebene der Gesundheitseinrichtungen und Sozialeinrichtungen sowie auf der individuellen Ebene gilt es, Maßnahmen zu setzen (WHO 2021). Community Nurses als zentrale Anlaufstelle für Fragen zu Pflege und Gesundheit können hierbei eine wichtige Rolle einnehmen (Kozisnik et al. 2021). Hitze, Hitzebelastung und damit verbundene gesundheitliche Folgen stellen für Community Nurses eine doppelte Herausforderung dar. Einerseits sind sie auf der individuellen Ebene selbst von Hitze bzw. von den Folgen betroffen. Reduzierte Leistungsfähigkeit und Konzentrationsfähigkeit, körperliche Erschöpfung und mögliche andere hitzebedingte Symptome beeinflussen ihren Arbeitsalltag. Eine zusätzliche Belastung an heißen Tagen entsteht durch ihre aufsuchende Tätigkeit mit dem Auto (das sich zusätzlich in der Sonne stark aufheizt), dem Rad oder zu Fuß in der direkten Sonne. Andererseits zählen ihre Klientinnen und Klienten, die von ihnen auf-

---

[5] Aktuelle Wetterwarnungen stehen auf der Website https://warnungen.zamg.at/ (zuletzt abgerufen: 30.10.2024) zur Verfügung.

[6] Die Bezeichnungen Hitzeschutz- und Hitzeaktionsplan werden oft synonym verwendet, obwohl sie nicht dasselbe sind. Laut der WHO (2021): Heat and health in the WHO European Region: updated evidence for effective prevention. World Health Organization, Regional Office for Europe, Copenhagen und dem BMUB (2017): Handlungsempfehlungen für die Erstellung von Hitzeaktionsplänen zum Schutz der menschlichen Gesundheit Hg. v. Naturschutz Bundesministerium für Umwelt, Bau und Reaktorsicherheit (BMUB). Bonn enthalten Hitzeaktionspläne neben Empfehlungen auch konkrete Maßnahmen. Ergänzend dazu werden in Hitzeaktionsplänen Vorgaben zu ihrer zeitlichen Umsetzung gegeben sowie die einzubindenden Einrichtungen und Zuständigkeiten festgelegt.

[7] Eine Übersicht über die Hitzeschutz- und Hitzeaktionspläne auf nationaler Ebene und in den Bundesländern ist im Nationalen Hitzeschutzplan BMSGPK (2024d): Nationaler Hitzeschutzplan Österreich. Hg. v. Gesundheit Bundesministerium für Soziales, Pflege und Konsumentenschutz (BMSGPK). Wien zu finden.

gesucht und betreut werden, zu den besonders vulnerablen Personengruppen hinsichtlich hitzebedingter Risiken (Grewe und Blättner 2024). Diese Doppelbelastung ist zentral in der Planung von Maßnahmen und Strategien, um ein möglichst umfassendes Unterstützungsangebot zu entwickeln und Planungen auf kommunaler Ebene zu unterstützen.

Hitzeschutzpläne stellen eine wirksame Maßnahme dar, um Personen(-gruppen) vor hitzebedingten Gesundheitsfolgen zu schützen. Bei deren Erstellung ist empfehlenswert, sowohl die Bedürfnisse von Community Nurses als Berufsgruppe als auch jene der betreuten Klientinnen und Klienten in den Blick zu nehmen. Im Rahmen von partizipativen Reflexionen[8] wurden mit den Community Nurses die alltäglichen Herausforderungen und Handlungsoptionen zum Thema Hitze erörtert und die als wichtig erachteten Punkte festgehalten. Basierend auf Empfehlungen der WHO (2021), ist es sinnvoll, Maßnahmen nach ihrem zeitlichen Horizont einzuteilen. Dazu wird im Folgenden zwischen Schritten, die *vor den Sommermonaten* gesetzt werden können, und jenen, die *während der Sommermonate* sinnvoll sind, unterschieden. Zusätzlich können spezifische Maßnahmen *während einer Hitzewelle* formuliert werden. Folgende Handlungsoptionen ergeben sich für Community Nurses (CNs) und ihre Klientinnen und Klienten bzw. ihre An- und Zugehörigen (K):

Vor den Sommermonaten (Vorbereitung):

- Ergänzung des Pflegeplans um den Aspekt der Hitze (CNs)
- Klientinnen und Klienten über Hitze, Herausforderungen und mögliche Maßnahmen informieren, z. B. über gesundheitliche Implikationen, Interaktionen zu chronischem Krankheitsbild, Medikationen und Flüssigkeitszufuhr … (CNs)
- An- und Zugehörige frühzeitig sensibilisieren und Kontaktperson(en) in Gesprächen eventuell mittels Hausbesuchen unterstützen, z. B. Kontakte definieren (inkl. Notfallnummern), Anpassungen im Tagesablauf reflektieren, Unterstützungsangebote prüfen, Maßnahmen zur Hitzereduktion in der Wohnumgebung identifizieren … (CNs)
- Wohnraum auf Hitze und Hitzewellen vorbereiten: z. B. Ventilatoren aufstellen, Abdunkelungsmöglichkeiten vorbereiten … (K)
- Klärung möglicher Orte/Partner für den Betrieb von Cooling Centers bzw. anderer kurzfristiger Versorgungseinrichtungen (CNs)
- Kontaktaufnahme mit Partnerinnen und Partnern im sozialen Betreuungsumfeld zur Etablierung eines Buddy-Systems für Besuch, Ansprache, Begleitung ins Cooling Center bzw. an andere Orte, um gemeinsam Zeit während der Hitzewelle zu verbringen … (CNs, K)
- Freizeitaktivitäten und Veranstaltungen, die während der Sommermonate stattfinden, in
- den Morgen- oder Abendstunden planen (um etwa die Mittagshitze zu meiden) (CNs, K)

---

[8] Die partizipativen Reflexionen fanden im Rahmen der Webinar-Reihe des Teams Community Nursing während folgender Veranstaltungen statt: a) *Klima und Gesundheit – Welche Herausforderungen und Maßnahmen zeigen sich?* (April 2024) und b) *Webinar-Debriefing und Reflexion: Der herausfordernde „Wetter"-Sommer 2024* (Oktober 2024).

Während der Sommermonate (wetterabhängig, meist von Mai bis September) und insbesondere während Hitzewellen:

- auf angenehmes Raumklima am Arbeitsplatz (CNs) und im Wohnraum (CNs, K) achten, z. B. durch Lüften an Tagesrandzeiten, Ventilatoren, Räume abdunkeln …
- den (Arbeits-)Alltag an die Hitze anpassen und z. B. Aktivitäten im Freien und Termine zwischen 11 und 17 Uhr reduzieren, mehr Pausen und eventuell Mittagsruhe einplanen (CNs, K)
- Kühlung des Körpers: z. B. kühles Duschen, kühle Hand- und Fußbäder oder Unterarme unter kühles Wasser halten, Kühlsprays/Kühlbeutel verwenden bzw. bettlägerige Personen regelmäßig mit einem kühlen Waschlappen abtupfen (CNs, K)
- weite, leichte und atmungsaktive (Dienst-)Kleidung (CNs, K)
- leichte Bettwäsche, so wenige Kopfpolster wie möglich (K)
- Körper vor Sonneneinstrahlung schützen, z. B. durch Tragen von Kopfbedeckung, Auftragen von Sonnencreme (CNs, K)
- Ernährungsverhalten anpassen: ausreichende und regelmäßige Flüssigkeitszufuhr[9], vermehrt Obst und Gemüse, frittierte und fettige Speisen vermeiden (CNs, K)
- An- und Zugehörige und/oder Buddies des regional etablierten Buddy-Systems statten gefährdeten Personen (z. B. alleinlebenden Personen mit kognitiver Beeinträchtigung) regelmäßig Besuche ab und/oder rufen diese an (K).
- Organisation von kurzfristiger Versorgung (z. B. stationärer Kurzzeitpflege), wenn der Wohnraum nicht ausreichend gekühlt werden kann oder eine Versorgung im häuslichen Umfeld Risiken birgt (CNs)

Diese Übersichten sind Beispiele, die als Orientierung und Grundlage für die Entwicklung von Hitzeschutzplänen dienen können. Als Vorlage sei an dieser Stelle auf den Leitafden der Wiener Landessanitätsdirektion[10] verwiesen.

Community Nurses spielen eine entscheidende Rolle im Umgang mit Hitze und Hitzeschutz. Sie sind oft die ersten Ansprechpartner:innen für vulnerable Bevölkerungsgruppen. Bei Hausbesuchen während Hitzewellen können sie beispielsweise Anzeichen einer negativen Flüssigkeitsbilanz oder frühzeitige Anzeichen von hitzebedingten Erkrankungen erkennen und entsprechende Maßnahmen ergreifen. Zudem bieten sie Aufklärung und Beratung zu präventiven Maßnahmen. Ihre Präsenz und Unterstützung tragen wesentlich dazu bei, die Gesundheit und das Wohlbefinden der Gemeinschaft während Hitzewellen zu schützen und zu fördern.

---

[9] Diesbezüglich liegen folgende Aspekte in der Zuständigkeit der behandelnden (Fach-)Ärztinnen und (Fach-)Ärzte: Anpassung der Medikation im Sommer, Kontrolle des Elektrolytstatus und Festlegung der empfohlenen Flüssigkeitszufuhr (Getränke und Nahrungsmittel) bei entsprechenden Vorerkrankungen.

[10] Leitfaden Hitzemaßnahmen der Wiener Landessanitätsdirektion https://www.digital.wienbibliothek.at/wbrup/download/pdf/4600999?originalFilename=true (zuletzt abgerufen: 31.10.2024).

Weiterführende Literatur und Ratgeber (abgerufen am 07.12.2024):
Allgemeinbevölkerung:
Website „Gesund bei Hitze": https://www.gesundheit.gv.at/leben/umwelt/gesund-bei-hitze.html
Video „Risiken bei Hitze": https://www.youtube.com/watch?v=9oFdaY5YAYw
Website „Hitze und Hitzeschutz": https://www.klima-mensch-gesundheit.de/hitzeschutz/
Pflegepersonal und pflegende Angehörige von älteren Menschen:
Broschüre „Gesund trotz Hitze": https://www.klimawandelanpassung.at/fileadmin/inhalte/kwa/bilder/Newsletter10/ONLINE_Cctalk_Broschure_A5_AltenpflegerInnen.pdf
Versionen in Bulgarisch, Rumänisch, Slowakisch, Tschechisch und Ungarisch: https://www.weinviertel-sued.at/Gut_geruestet_fuer_die_Hitze
Video „Hitzeschutz in der Pflege": https://www.youtube.com/watch?v=uJ3HipjIpbk

Literatur

APCC (2018): Österreichischer Special Report Gesundheit, Demographie und Klimawandel (ASR18). Austrian Panel on Climate Change (APCC). Verlag der Österreichischen Akademie der Wissenschaften, Wien

Austrian Standards International (2020): ÖNORM EN ISO 22301. Sicherheit und Resilienz – Business Continuity Management System – Anforderungen (ISO 22301:2019). Wien

BMSGPK (2024b): Klimaresilienz des Gesundheitssystems: Zielkatalog. Hg. v. Gesundheit Bundesministerium für Soziales, Pflege und Konsumentenschutz (BMSGPK). Wien

Brugger, Katharina; Horváth, Ilonka (2023): Gesundheitsbezogene Klimakompetenz in den Gesundheitsberufen. Research Brief. Gesundheit Österreich, Wien

Brugger, Katharina; Horváth, Ilonka; Marent, Johannes; Schmidt, Andrea E. (2024a): Handbuch zur Stärkung der Klimakompetenz in den Gesundheitsberufen. Gesundheit Österreich, Wien

Brugger, Katharina; Horváth, Ilonka; Schmidt, Andrea E.; Marent, Johannes (2024b): Nationale Aktivitäten zur Stärkung der Klimakompetenz in den Gesundheitsberufen in Österreich. Prävention und Gesundheitsförderung. Gesundheit Österreich, Wien

Bundesministerium für Inneres (2018): SKKM-Leitfaden für das Risikomanagement im Katastrophenmanagement, Version 1.0. Hg. v. Bundesministerium für Inneres. Wien

Curtis, Sarah; Fair, Alistar; Wistow, Jonathan; Val, Dimitri V.; Oven, Katie (2017): Impact of extreme weather events and climate change for health and social care systems. In: Environmental Health 16/Suppl 1:128

Deutsches Klima-Konsortium et al. (2023): Was wir heute übers Klima wissen: Basisfakten zum Klimawandel, die in der Wissenschaft unumstritten sind [Online]. Deutsches Klima-Konsortium, Deutsche Meteorologische Gesellschaft, Deutscher Wetterdienst, Extremwetterkongress Hamburg, Helmholtz-Klima-Initiative, klimafakten.de. https://www.deutsches-klima-konsortium.de/fileadmin/user_upload/pdfs/Publikationen_DKK/basisfakten-klimawandel.pdf [Zugriff am 30.10.2024]

Deutsches Rotes Kreuz (2023a): Resiliente Krankenhausinfrastrukturen. Stärkung der medizinischen Versorgung in Krisen und Katastrophen [Online]. https://www.drk.de/fileadmin/user_upload/Forschung/aktuelle_Projekte/RESIK/RESIK_Publikation_web.pdf [Zugriff am 09.12.2024]

Deutsches Rotes Kreuz (2023b): Pflegeinfrastrukturen in Krisensituationen (AUPIK). Erkenntnisse aus der Sicherheitsforschung [Online]. https://www.drk.de/fileadmin/user_upload/Forschung/aktuelle_Projekte/AUPIK/Schriftenreihe_Band_13_web.pdf [Zugriff am 09.12.2024]

Ebi, Kristie L.; Capon, Anthony; Berry, Peter; Broderick, Carolyn; de Dear, Richard; Havenith, George; Honda, Yasushi; Kovats, R. Sari; Ma, Wei; Malik, Arunima (2021): Hot weather and heat extremes: health risks. In: The Lancet, 398/10301:698–708

European Climate and Health Observatory (2022): Climate change impacts on mental health in Europe: An overview of evidence [Online]. https://climate-adapt.eea.europa.eu/en/observatory/evidence/health-effects/mental-health-effects/european_climate_health_observatory_mental-health_evidence_review_2022.pdf [Zugriff am 29.11.2023]

Fouillet, Anne; Rey, Grégoire; Wagner, Vérène; Laaidi, Karine; Empereur-Bissonnet, Pascal; Le Tertre, Alain; Frayssinet, Philippe; Bessemoulin, Pierre; Laurent, Françoise; De Crouy-Chanel, Perrine; Jougla, Eric; Hemon, Denis (2008): Has the impact of heat waves on mortality changed in France since the European heat wave of summer 2003? A study of the 2006 heat wave. In: International Journal of Epidemiology, 37/2:309–317

GeoSphere Austria (2023): Hitzewellen: länger und häufiger [Online]. GeoSphere Austria. https://www.zamg.ac.at/cms/de/klima/news/massive-zunahme-an-hitzetagen [Zugriff am 30.10.2024]

Global Consortium on Climate and Health Education (2023): Climate & health core concepts for health professionals [Online]. Columbia Mailman School of Public Health. https://www.publichealth.columbia.edu/file/11940/download?token=ILZgbU2L [Zugriff am 08.09.2023]

Grewe, Henny A.; Blättner, Beate (2024): Vor Hitze schützen: Ein Handbuch für Pflege- und Gesundheitseinrichtungen. W. Kohlhammer Verlag, Stuttgart

Herrmann, Alina (2023): Praktisches Wissen zum Schutz vor hitzebedingten Gesundheitsschäden. In: Heidelberger Standards der Klimamedizin: Wissen und Handlungsstrategien für den klinischen Alltag und die medizinische Lehre im Klimawandel. Hg. v. Christoph Nikendei et al., Medizinische Fakultät, Heidelberg

Johanniter Österreich Ausbildung und Forschung (2023): Krise mit Plan. Gender- und diversitätsgerechtes System zur Krisenvorbereitung für Organisationen im Pflege- und Sozialbereich [Online]. https://krisemitplan.at/ [Zugriff am 09.12.2024]

Kastel, Wolfgang (2021): Wien stärkt Stellenwert der Präventionsarbeit:. "Die Helfer Wiens" ab 2022 in Feuerwehr und Katastrophenschutz eingegliedert [Online]. https://www.ots.at/presseaussendung/OTS_20211228_OTS0043/wien-staerkt-stellenwert-der-praeventionsarbeit-die-helfer-wiens-ab-2022-in-feuerwehr-und-katastrophenschutz-eingegliedert [Zugriff am 28.11.2024]

Kozisnik, Petra; Edtmayer, Alice; Rappold, Elisabeth (2021): Aufgaben- und Rollenprofil. Community Nurse. Gesundheit Österreich, Wien

Martinez-Solanas, Èrica; Basagana, Xavier (2019): Temporal changes in temperature-related mortality in Spain and effect of the implementation of a Heat Health Prevention Plan. In: Environmental Research, 169/102–113

Minor, Kelton; Bjerre-Nielsen, Andreas; Jonasdottir, Sigga Svala; Lehmann, Sune; Obradovich, Nick (2022): Rising temperatures erode human sleep globally. In: One Earth, 5/5:534–549

ORF (2024): Hollabrunn bleibt weiter Katastrophengebiet [Online]. https://noe.orf.at/stories/3269555/ [Zugriff am 09.12.2024]

Riener, Josef; Brückner, Karl Dieter; Glanzer, Markus (2023): Krisen & Katastrophen managen: Aktionen-Reaktionen-Interpendenzen in öffentlichen und betrieblichen Systemen. publiComm media, Wien

Weisz, Ulli; Pichler, Peter-Paul; Jaccard, Ingram S.; Haas, Willi; Matej, Sarah; Bachner, Florian; Nowak, Peter; Weisz, Helga (2020): Carbon emission trends and sustainability options in Austrian health care. In: Resources, Conservation and Recycling 160:104862

WHO (2019a): Gesundheitshinweise zur Prävention hitzebedingter Gesundheitsschäden. Neue und aktualisierte Hinweise für unterschiedliche Zielgruppen. Bd. No. WHO/EURO: 2019-2510-42266-58732. Weltgesundheitsorganisation. Regionalbüro für Europa, Kopenhagen

WHO (2021): Heat and health in the WHO European Region: updated evidence for effective prevention. World Health Organization, Regional Office for Europe, Copenhagen

WHO (2022): Mental health and climate change: policy brief. World Health Organization, Geneva

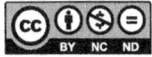

The manufacturer's authorised representative in the EU is Springer
Nature Customer Service Centre GmbH, Europaplatz 3, 69115 Heidelberg,
Germany. If you have any concerns regarding our products, please
contact ProductSafety@springernature.com

Printed and bound by CPI Group (UK) Ltd, Croydon, CR0 4YY

24/04/2026

02096373-0006